U0305692

后浪出版公司

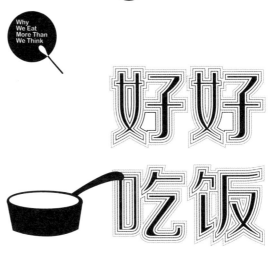

Mindless Eating

Why We Eat More Than We Think

好好吃饭

无须自控力，三观最正的瘦身指南

[美] 布莱恩·万辛克 —— 著

卢 屹 —— 译

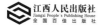

江西人民出版社
Jiangxi People's Publishing House
全国百佳出版社

目　录

献给我过去、现在、将来的

孜孜不倦的合作者、同事和学生们，

献给为我的研究锦上添花的

不厌其烦的学刊编辑和见识不凡的评论人们。

引言：吃的学问

　　所有人（无一例外）的食量多受到周围环境的影响。我们过度饮食并不是因为饥饿，而是受到亲朋好友、食品包装、品牌名称、色香味形、光线气氛、餐具容器、身心状况等因素的影响。这些因素数不胜数，同时也是无形的。

　　无形的？

　　对影响自己食量的因素，大多数人难得糊涂。本书着重涉及十几项研究计划，研究对象涉及数千人，他们跟多数人一样，认为自己的食量主要取决于饥饿程度、喜欢食物的程度和他们的心情。我们都认为自己足够理性，不会被包装、灯光或是餐盘诱惑。我们或许觉得其他人会受到诱惑，自己却不会。这就是无意识饮食的风险所在。我们几乎从没意识到，它正在我们身上发生着。

　　我实验室的研究表明，普通人每天在食物上的决定远远不止

200次¹。吃不吃早餐？果酱馅饼还是面包圈？吃一点儿还是全吃掉？在厨房还是车上吃？我们每经过一盘糖果，或是打开办公桌抽屉发现一片口香糖或是一根陈年能量棒，都会做出一次食物选择。不过，对于这200多次食物决定，我们其实大多说不出所以然。

但是如果可以解释呢？如果我们能理解自己的饮食方式，或许可以吃得更少、更健康，也更享受。这就是为什么一谈到食物很多人都感兴趣的原因。引导人们健康、适量地饮食，不仅是营养专家、低热量饮食者和医生所关心的，也受到品牌经理、为人父母者乃至政府的关注。关心这个问题的，还包括美国陆军、《美好家园》（*Better Homes and Gardens*）杂志，还有今晚为你做饭的人。

自从1997年创办食物与品牌实验室（Food and Brand Lab）以来，我已经策划并实施了250多项研究，撰写了100多篇学术文章，做了200多场研究讲座，对象包括州长政要、各知名大学和公司、烹饪学校、研究机构等，发表研究成果的足迹遍及除南极洲以外的各大洲。本书中的不少研究成果被《华尔街日报》（*Wall Street Journal*）、《纽约时报》（*New York Times*）以及《今日美国》（*USA Today*）以头版位置报道。报道媒体还包括《全美问询报》（*National Enquirer*）、《科学幽默杂志》（*Annals of Improbable Research*）、《约翰叔叔之厕所读物》（*Uncle John's Bathroom Reader*）等。20/20、BBC及其他电视节目多次予以重点介绍。不过，它们也收获了拉什·林博（Rush Limbaugh）的冷嘲热讽以及劳拉博士（Dr. Laura）的责难。

我正担负着无意识饮食的研究任务。不过，当有人问起我起初如何对食物、心理学和市场营销产生兴趣时，我一直没给确定的答案。我通常会说："我很喜欢范斯·帕克（Vance Parkard）1957年的著作《隐藏的说客》（*Hidden Persuaders*），因为他说明了广告如何在潜意识中影响着我们。我认为，同样的情况也发生在饮食上，只不过那些隐藏说客变成了餐具的摆放方式、厨房环境和日常习惯等。"

这是事实，但并非全部的事实。

我小时候，每年夏天都在叔婶家靠近爱荷华州科雷克申维尔的138公顷农场，和我弟弟还有叔婶的孩子们一起度过。每年夏末最开心的时刻，是格蕾丝婶婶和莱斯特叔叔带我们进城看电影，然后去一家记得叫"冷冻牛奶"的冰淇淋店。

但是在1968年，粮食价格低迷。我天真地问莱斯特叔叔为什么今年不去看电影，他用寥寥数语就总结了当时的农村经济现状："要是大家多吃玉米，我们就能去看了。"对于一个八岁小男孩来说，这就等于说"要还想看电影，我最好想办法让大家多吃蔬菜"。

时间快进到1984年。

我刚拿到传播研究学的硕士学位，在《美好家园》杂志从事咨询项目。有一天，编辑研究部总监，已故的雷·迪顿给我看了

10个月后出版的一期杂志的四个封面设计创意。这四种设计用了一样的封面照片，而且我起初在一米开外看都一模一样。我走近后发现了唯一不同的内容：在封面左侧的六条"封面文案"或叫"内容导读"。雷让我预测最畅销的封面设计并说出原因。我指着其中一个说："我觉得这个会卖得最好，因为它用词简洁。"他眼都不眨地说："你的直觉会害杂志零售损失100万美元以上。"他接着解释说，《美好家园》杂志每个月都会为封面故事选取最佳创意，用不同的导语设计四款或更多的封面样本，然后向超过1,000位非订阅户征求意见，问他们在报亭更愿意买哪一个版本。杂志发行量是以超过720万读者为基准的，他们不会依据猜测和直觉行事。他们会进行研究，预测一位金发的、37岁的、有两个孩子的母亲在喜互惠超市排队等待结账时，会拿起、翻阅并购买哪一本杂志。

我很震惊。同时又产生了浓厚兴趣。也许我可以学着去预测人们会吃的食物——即使他们自己都无法预测。

不到六个月，我就向斯坦福大学申请了消费者行为的博士研究课题，我告诉他们我想研究如何"让大家多吃蔬菜"。经过六年大开眼界的研究，我成了达特茅斯学院塔克商学院的一名市场营销学教授，做着创办一家食物心理实验室的迷糊梦。

提到"实验室"，人们眼前浮现的画面可能是试管、翻着气泡的烧杯、弧形电，还有长着爱因斯坦式发型的研究员。即使在食品研究中，有时事实也大抵如此。比如炸薯条的物理现象。阿尔贡国立实验室（Argonne National Laboratory）协助麦当劳发现了加快薯条炸制时间的方法。以物理学家唐瑟·库泽（Tuner Kuzay）为首的一个小组，将感应器置入冷冻薯条中，为冰晶融化产生的蒸汽确定最佳解决方法。他们后来设计了专用的油炸篮，使每一批薯条的油炸时间减少了30到40秒[2]。

有所不同的是，食物心理学实验室通常研究人类行为，这类实验室看起来像模拟的客厅、厨房或餐馆。有些还装了单面镜、隐蔽摄像头，餐桌上的餐盘下面隐藏着磅秤。有的可能设有一排不到一米宽的狭窄试吃间，食客可不受干扰地试吃不同食物。还有可能设有小型隔音室，用于深度访谈；或大房间，用于进行有关食物的集体心理调查。

兼顾研究，或专门研究食物的心理实验室有十几个。在美国、英国、加拿大、荷兰、法国、德国、芬兰等国的优秀大学都能看到它们的踪影。美国陆军也设有这样的机构。连食品企业也建有一些更为隐秘的实验室。

每个实验室使用不同方法研究人们的饮食方式。但是所有这些非商用实验室的共同之处在于，它们都会竭尽所能，在最好的学术刊物上发表其研究结果。类似的刊物有：《美国医学协会杂志》（*Journal of the American Medical Association*）、《英国医学杂志》（*British Medical Journal*）、《肥胖研究》（*Obesity Research*）、《美国饮食学会学报》（*Journal of the American Dietetic Association*）、

《国际肥胖症杂志》（*International Journal of Obesity*）、《消费者研究杂志》（*Journal of Consumer Research*）、《食欲》（*Appetite*）、《市场营销杂志》（*Journal of Marketing*）、《食品质量与选择》（*Food Quality and Preference*）以及《市场营销研究杂志》（*Journal of Marketing Research*），诸如此类。这些实验室的研究者大多希望自己发表的成果能够改善人们的生活。结果呢？大多数几乎无人问津。但是其中百分之十的成果确实起到了作用，这也是这些研究者们即便不再有报酬也永不言退的原因。

本书主要参考了四个实验室的研究，它们提出了我认为尤其重要的几个问题[3]。

伊利诺斯大学酒店管理项目。伊利诺斯大学香槟分校的酒店管理项目一大优势是它的研究餐厅——香料盒子（Spice Box）。吉姆·佩因特（Jim Painter）和我使用该设施来研究菜单、灯光、音乐、酒类、侍者以及用餐同伴对人们用餐方式和享受食物程度的影响。它每周只开放一到两个晚上，在那里享用一顿铺有白色桌布的优雅烛光晚餐只需花费不到25美元。这可算是两全其美。食客们吃到美味大餐，学生们得到宝贵经验，而研究者则收获研究良机。在那里获得的关于菜单设计、菜品描述、食物摆盘以及餐厅氛围等因素的认识，是包括知名餐厅连锁店在内的食品行业所梦寐以求的。由于每个研究项目都有十几个人参加，不少研究成果还未在学术期刊上正式发表，就被一些公司的内刊和筹备会意外披露出来。

- 宾州州立大学营养科学系。这里是芭芭拉·罗尔斯（Barbara Rolls）博士的实验室所在地，这里创新地利用食物配方研究食物品种和卡路里含量对人们进食的影响。如果你读过《可测体重控制计划》（*The Volumetrics Weight-Control Plan*）、《可测饮食计划》（*The Volumetrics Eating Plan*）等热门节食书籍之一，对他们的研究内容就会有所了解[4]。该实验室的食品自助餐向食品行业确凿证明了，它能够设计有利可图并受消费者欢迎的低热量食品。

  利恩·伯奇（Leann Birch）博士的实验室也在宾州州立大学，它在儿童饮食研究上做了很多极具开创性的工作，与其他发现共同证明了，儿童与成人一样容易被食物圈套所欺骗。

- 美国陆军纳提克实验室（U.S. Army Natick Labs）。拿破仑有云："肚皮要管饱，行军打仗好。"食物是军队士气的要素，同时也是保证备战力和耐力的关键因素。陆军纳提克实验室的强项是感官评定（sensory evaluation），该实验室聘请或邀请了本学科所有的顶级专家。研究者们几乎全年无休地使用9个计算机控制的高科技味道测试间，研究在各种条件下食物味道的差异：在黑暗中品尝，或设定虚拟的到期时间，或是用纸盘而不是草绿色塑料盘食用。赫伯特·迈泽尔曼（Herbert Meiselman）博士和阿曼德·卡德罗（Armand

Cardello）博士[5]领导该实验室40年，所做的实验帮助陆军找到通过制作、包装和供餐让士兵吃得更开心并能吃完的方法。

- 康奈尔大学食品与品牌实验室（Cornell Food and Brand Lab）。这是我自己的实验室，如今已从伊利诺斯大学香槟分校迁址到康奈尔大学。我们的研究重心是，在我们周围，影响我们进食量和享受程度的隐藏说客[6]。

该实验室的一部分通过双面镜、隐藏摄像头及餐盘下的感应器，与我的办公室和观察室相连。我们可以在不到三个小时内将实验室改造成为类似厨房、餐厅、客厅或有着大屏幕电视机的活动房。这使我们得以测试食物在餐桌上的摆放方式、餐盘大小、照明类型或是电视节目等其他十几种不同情况对于人们用餐速度和进食量的影响。我们请人到实验室用午餐、晚餐，参加派对，或吃点心，然后仔细观察并评估他们在这些不同情况下的反应。

如果一项研究证明某件事在实验室"行得通"，我们接下来就会在"现实生活"背景中对其进行测试。我们去过芝加哥的电影院、新罕布什尔州的餐馆、马萨诸塞州的夏令营、爱荷华州的杂货店、费城的酒吧、密歇根州的小饭馆、旧金山的家庭，还有美国陆军基地，我们在邻近几乎所有48个州对人们进行了采访或调查。我们期待看到在实验室中奏效的相同因素在日常情境中是否会影响普通人。

顺便说一下，这些研究都获得了预先许可。如今，大学研究员规划的研究项目都必须提交该大学的机构审查委员会，确认该研究对参与者无害[7]。为什么人们愿意参与研究呢？如果是大学生的话，他们通常能获得额外学分。如果是"社会人员"，他们会得到10到30美元的报酬，或是拿到免费的食物、电影票之类的。他们的身份始终受到保护——所有言行均是匿名的，一旦数据分析完成，参与记录会被消除。

正如我提到的，很多大食品公司有内部实验室，通常进行口味测试。也就是说，它们会付费邀请消费者尝试新食品，或改良配方，并给出喜欢与否的评价。虽然这些公司大都也关注食品心理学，但很少会聘用必要的专业人士来策划缜密的实验，并分析看似混乱的数据。因此它们常会向学术型实验室寻求帮助或建议。

与我们类似的一些实验室规定研究者不可以直接为食品公司工作。这样能避免利益冲突，使我们能及时在科学期刊发表研究成果，与健康专家、科学作家以及消费者分享。但是，由于所有实验室都需要资金来购买食品、支付研究生薪水，以及保障照明，这意味着我们也依赖于资助和捐赠。我们有一些项目由消费者组织提供资金，或得到来自伊利诺斯州首席检察官、国家卫生研究院、国家科学基金会、美国农业部、农业研究委员以及国家大豆研究中心等机构的赞助。大多数年份经济情况良好，使人无须分心，有一切尽在掌握的感觉。在有些年份，我就得自掏腰包填补亏空。我们做自己认为最紧迫和最值得关注的研究，然后再想办法支付费用。

全世界有几十间类似的食品实验室，必要时我会申明他们的工作成果，但本书大部分内容出自我自创的食品与品牌实验室。首先，我能够讲述研究背后发生的趣闻；其次，这些研究将人们生活中的种种隐藏说客与积极利用无意识饮食的方法串联了起来。

本书是节食指南吗？

对于吃货而言，所谓节食，不过是换了个说法的"绝食"（其实，英文单词节食［diet］源自一个意为"生活方式"的拉丁语单词）。我热爱美食。我妻子是巴黎蓝带烹饪学院的优等毕业生，而且我们都获得了法国认证侍酒师一级认证。但是，虽说我们晚上经常享用烛光晚餐和美酒，在早上我仍经常会吃快餐式早餐和大杯健怡可乐。看来，记者们常常对我的饮食"方式"表示困惑，甚至多少有些不以为然。我喜欢一切美食——无论高雅或怪异、精致或粗鄙。就像父母对性格各异的子女一视同仁，我爱 Le Bec-Fin（费城的法国餐馆名——译者注）的法式蟹饼、汉堡王的迷你肉桂卷，还有台北夜市上的酱鸭舌。

这本书不鼓吹过度节食——恰恰相反，它讲述的是，通过改善环境，使你不带负罪感地吃想吃的食物，而且不会增重。它讲述的是，改善膳食生活，使之变得愉悦而富有意识。

美食生活的一大享受，不该打折扣。我们只需改变周遭环境，使之与生活方式相适应、而不是相冲突。本书揭示了那些诱导人们过度进食的隐藏说客，说明了去除它们的方法。另一方面，如果你为军队提供餐饮服务，或在疗养院哄病人吃饭，或只是在自家厨房为挑剔的客人准备餐食，该研究同样能够告诉你引导他们多吃健康食物的方法。

传统节食书籍重点传授的是营养专家和健康工作者的知识。本书则着重传授心理学家和营销工作者所知。没有什么食谱，只有以科学依据为基础的研究发现。营销工作者们已经知道了部分读者将要看到的知识，他们会毫不留情地利用这些知识，让你们去买他们家的、而不是对手店家的汉堡。但这不是一场邪恶的阴谋。他们用的一些套路，跟你的祖母为了保证你吃到一顿感恩节美味大餐所用手段如出一辙，你也可以善用这些套路办好下一场聚餐。

传统节食书籍会逼得大多数人在沮丧和饥饿中举手认输，然后去买另一本节食书，指望它能指出一个不太痛苦的减肥方法。本书反其道而行之，告诉你如何去除引诱自己过度进食的因素，如何改进厨房和生活习惯。你不会在一周之内变成泳装模特或是奇彭代尔（脱衣舞男表演队）的舞者，但你会回归正轨、走向正确的方向。你可以在无意间过度饮食，但同样也可以在无意间减少饮食。

最好的节食方法，是你感觉不到自己在节食。我们开始吧。

无意识额度

你是否曾经吃完最后一块又干又硬、哪怕吃着像巧克力味纸板的蛋糕？你是否曾经吃完一包哪怕已经冷掉的、又湿又软的薯条？回答这些问题是很难为情的。

我们为什么会大吃特吃味道不怎么样的食物？

我们大吃特吃的原因是，周围有引导我们吃的信号和暗示。我们在本性上不会吃一口就停下反思自己是否吃饱了。我们吃的时候，会不自觉地（无意识地）寻找吃饱的信号或暗示。比如，桌上不剩食物，就是暗示我们不要吃了。其他人都离桌关灯，留我们独自坐在黑暗中，这也是一种暗示。对很多人来说，只要麦片碗底还有一些泡了牛奶的果脆圈，那就得继续努力吃完。我们饱不饱不重要，喜不喜欢果脆圈也不重要。我们要像完成任务一样把它们消灭[1]。

▷ 变味的爆米花，脆弱的意志力

拿电影院爆米花举例。看电影吃的爆米花没有"适宜"的数量。既没有经验法则，也没有食品与药物管理局的规定可循。吃多吃少，取决于饥饿程度和爆米花的美味程度。至少大家是这么说的。

我和研究生们可不这么看。我们认为，我们周围的种种迹象（比如爆米花桶大小）对我们该吃多少东西给予了不易察觉却强有力的心理暗示。这些暗示能够绕开饥饱和味觉的信号，诱导人们哪怕不饿或食物难吃也照吃不误。

要是你几年前在芝加哥生活过，有可能当过我们郊区影院下午场的座上客。要是你曾经排队买票去看梅尔·吉布森（Mel Gibson）的动作片《危险人物》（*Payback*）1点05分的周六下午场，迎接你的大概有一个惊喜：一桶免费爆米花。

每位买票的观众（哪怕许多人刚吃午饭）都得到一份软饮和一个中桶爆米花或是分量超大的大桶爆米花。他们获知，爆米花和软饮是免费的，希望他们看完电影回答几个关于影院零食部的问题。

其中只有一个隐情。爆米花不是新鲜的。观众甚至我的研究生都有所不知，这些爆米花是五天前制作，在无菌环境中储存到变味，嚼起来很费劲。

为确保它们与影院其他爆米花区分开，我们用明黄色垃圾袋把它们运送到影院——这种黄色是"生物危险品"的专用色。这些爆米花在食用上是安全的，但已完全变味，某位观众说像在吃泡沫塑料包着的花生米。另有两位忘了是免费得到的，竟要求退钱。在观影期间，观众会吃几口，然后放下爆米花桶，过几分钟拿起来再吃几口，再放下，继续重复下去。也许爆米花不好吃，一口气吃不下去，但是他们就是无法不理会它。

我们挑选的爆米花桶（无论中桶大桶）都足够大，没人吃得完所有的爆米花。各人都拿到单独的爆米花桶，所以不会有分着吃的情况。

电影结束，开始播放演职人员表时，我们请每位都带上自己的爆米花桶。我们发放了半页纸的调查表（印在"生物危险品"的明黄色纸张上），上面问他们是否同意类似"我吃爆米花吃多了"之类的表述，在数字1（强烈反对）到9（强烈同意）之间选择画圈。他们填表时，我们称量了他们吃剩的爆米花。

当拿到大桶的观众把吃剩的爆米花交给我们时，我们说："今晚有些观众拿到了中桶爆米花，包括您在内的其他观众拿到了大桶。我们发现，平均而言，大桶组观众比中桶组观众吃得多。您觉得，因为拿到大桶，您就吃得比较多吗？"多数人表示否认。很多人得意地说"我不会这样""这种事骗不到我"，或是"我要是饱了肯定知道"。

也许他们自以为如此，但事与愿违。

我们称量爆米花桶后发现，大桶组观众平均多吃了173卡路里的爆米花。这大概相当于手往桶里多伸了21次。显然，食物品质并不是促使他们吃的原因。当这些电影观众开始解决爆米花桶时，爆米花的味道是无所谓的[2]。即便有些人刚吃过午饭，拿到大桶的人比拿到中桶的人还是平均多吃了53%的量。给得多，吃得多。

这可是放了五天的变味爆米花！

我们做了其他有关爆米花的测试，无论细节如何调整，结果总是一样的。我们的电影观众是在费城、伊利诺斯州还是爱荷华州都无所谓，放映什么样的电影也无所谓；所有爆米花测试都得出了相同结论。拿到的容器越大，人们吃得就更多。这毋庸置疑。不管爆米花是现做的、还是放了两星期的，不管观众坐下看电影时是饿的、还是饱的，都无关紧要。

大家吃爆米花是因为爱吃吗？不是。他们是因为饿了才会吃吗？不是。他们吃，是因为周围的所有暗示——不单是爆米花桶大小，还有其他一些后面要讨论的因素，比如分散注意力的电影、周围观众嚼爆米花的声响，还有看电影吃零食的习惯。这些都是暗示，让我们心安理得地吃个不停。

这是否意味着，只需用大碗换小碗，就能避免无意识饮食？这只是九牛一毛，我们需要从生活中驱除的暗示远不止于此。正如大家所见，这些隐藏说客的形式甚至可以是菜单上吊胃口的描写或者酒瓶上的高雅名称。只是对饭菜好吃抱有期待，就能让你吃得更多。你甚至不会意识到这件事。

▷ 好酒产自北达科他

本餐厅每年仅开放24晚，每晚供应一应俱全的主题式晚餐。一顿美味晚餐只需不到25美元，但若要享用，必须电话预订，且须于晚5时半或7时准时入席。即便有此限制，本店仍常需等位。

欢迎光临香料盒子[3]。香料盒子的样子像餐厅，名字像餐厅，连气味都像餐厅。对于在此就餐的顾客而言，它就是一个餐厅。对于在此工作的人们而言，它是一个精良的餐饮实验室，由伊利诺斯大学香槟分校的食品科学与人类营养学系赞助。香料盒子是在美食界想要创出名堂的商家测试新菜式反响的实验室。它是服务者验证新举措效果的实验室。它也是消费者心理学者揭开人们吃多吃少奥秘的实验室。

在香料盒子用餐区中，有一条秘密的假想分割线。在某个星期四，餐厅左侧的食客可能得到与右侧食客不一样的椰香大虾什锦饭主菜。而在另一个星期四，左侧食客会拿到一份写着普通英语菜名的菜单，而右侧食客则会拿到看似法文菜名的菜单。下一个星期四，服务生会为左侧食客逐一介绍主菜，而右侧食客只能看菜单上的介绍。晚餐结束时，我们有时会请食客回答一些简短的调查问题，但其他时候我们会仔细称量顾客餐盘里剩下的食物。这样我们不必依赖于他们的言语，而是依赖于他们的表现——哪一款椰香大虾什锦饭被吃得一干二净。

不过，在2004年2月第一个周四的晚上，我们稍许捉弄了一下冒雪赴约的食客们。他们在正餐前获赠满满一杯赤霞珠红酒。

这种红酒可不是什么陈年佳酿。事实上，它每瓶只值2美元，品牌名字是查尔斯·肖——俗称"两元酒"（Two Buck Chuck）。但是食客对此一无所知。实际上，所有查尔斯·肖的酒标都被浸泡后撕掉，代以专业设计的百分百假酒标。

餐厅左侧食客拿到的酒来自虚构的"诺亚酒庄"，一个加州新品牌。酒庄标志是古典斜体字，簇拥在葡萄藤果的简洁图案之中。在标志下面，该酒骄傲地宣称自己"加州新品"。食客抵达并入座后，服务生说："晚上好，欢迎光临香料盒子。在您点餐时，本餐厅特赠送赤霞珠红酒一杯。它是加州新兴酒庄'诺亚酒庄'出品的。"接着我们用3.8盎司（1盎司约等于28.35克——译者注）标准红酒杯为每位来客都斟了酒[4]。

一小时之后，当他们用餐完毕并结账时，我们称量了每个酒杯里的剩酒和每个餐盘里的剩菜。我们也会记下每位食客开始用餐和付账离开的时间。

餐厅右侧食客的就餐经历基本一样，但有一点不同。服务生在精心编撰的欢迎词中介绍一种"产自北达科他州新兴酒庄'诺亚酒庄'"的红酒。酒标与前面一种类似，只是改成了"来自北达科他州的新品牌"。

北达科他州既没有波尔多产酒区，也没有勃艮第产酒区或是香槟产酒区。不过，它有法戈地区、脾斯麦地区和迈诺特地区。只不过这些地区都不生长产酒的葡萄。加州意味着产酒地。北达科他州则意味着下雪和水牛。

得到"北达科他红酒"的顾客相信它就是北达科他红酒。但是，既然我们给以为得到加州红酒的顾客倒的酒跟这种酒是一样的，它应该不会影响口味。会吗？

会的。我们从早前一项实验室研究得知，以为自己喝了北达科他红酒的食客期望很低，他们评价该酒味道较差，而且认为食物不太可口。如果说加州红酒品牌能为整顿晚餐增色的话，那么北达科他的红酒品牌使得与之接触的一切都逊色了。

但是在那个特殊的夜晚，我们的关注点是这些酒标是否会影响食客的进食量。

晚餐结束后，我们首先发现，两组食客喝酒的量都一样——全喝光了。这并不十分令人意外。那只是一杯红酒，而且那一晚比较冷。他们的区别在于进食量和在餐桌上逗留的时间。

与那些获赠"北达科他"红酒的倒霉食客相比，以为自己喝到免费加州红酒的食客进食量多了11%——在24位当中甚至有19位光了盘。他们在餐桌上的停留时间平均是64分钟，多了将近10分钟。他们久久不愿离去，直到服务生开始暗示下一批客人快到时。

那一晚对于获赠"北达科他"红酒的食客来说可不太美妙。不但他们的盘中剩菜更多，而且因为匆匆完事，这一餐大概都不太值得回味。北达科他红酒食客组就座、饮酒、用餐、结账然后离开，共花了 55 分钟——一个小时都不到。对于他们来说，这一餐显然并无特别之处，只是吃饭而已。

一模一样的晚餐，一模一样的酒。不同的酒标，不同的反应。

你看，在持怀疑态度的冷眼旁观者看来，这两组本该没有区别。他们的进食量和享受程度都应该是一样的。

他们不是。他们是在无意识地进食。也就是，一旦获赠"加州"红酒，他们的内心 OS 是："这一餐应该不错。"一旦认为这一餐应该不错，他们的体验就会迎合他们的预期。他们不再会停下来考虑食物和酒是否真的跟想象中一样好。他们早就决定好了。

自然，拿到"北达科他"红酒的食客也是如此。一旦看到酒标，他们就觉得自己会失望。没有增色，反而减分。不但酒很糟糕，整顿饭都不怎么样。

我们的研究结束后，会向食客们"反馈情况"（通常以电邮形式），告知研究内容和我们预期的结果。比如，就我们关于不同酒的研究，我们会说："我们认为，以为喝到北达科他红酒的人一般没有喝到'加州'红酒的人喜欢自己点的菜。"然后我们会问当事人："你觉得你受到酒标上产地的影响了吗？"几乎所有人的回答都如出一辙："不，我没有。"

在我们为数百项研究进行的数千次反馈中，几乎所有被商标名、包装大小、餐厅照明或餐盘大小所"欺骗"的人都说："我没有受到它的影响。"他们或许觉得其他人会被"愚弄",但他们认为自己不会。这就是无意识饮食对我们影响巨大的原因——我们意识不到它的存在。

即使当我们确实会注意的时候,我们也是易受暗示的,连冰冷生硬的数字也不例外。以锚定(anchoring)概念为例。如果问一只苹果的热量是多于还是少于50卡路里,大部分人会说多于。当你问多少卡路里时,平均答案是"66"。如果你的问题是一只苹果的热量多于还是少于150卡路里,大部分人会说少于。当你问多少卡路里时,平均答案是"114"。人们会不知不觉地锚定或注意自己先听到的数字,并受到其引导。

不久前,我与两位教授朋友斯蒂夫·霍克和鲍勃·肯特搭档研究锚定现象是否会影响人们在食品店的采购量。我们相信,看到"每人限购12个"标志的食品采购者会比看到"每位不限量供应"标志的人买得多很多。为了弄清楚这个背后的心理,我们以不同的方式重复做这项研究,用不同的数字、不同的促销方法(比如"两元两件"对比"一元一件"),在不同的超市和便利店。我们研究后发现,几乎任何数字促销标示都会使人们的采购量比通常多出30%到100%[5]。

我们结束研究并在《市场营销研究杂志》发表文章后,我和另一位朋友在食品店排队结账时,看到一个推销口香糖的牌子"2美元可购10盒"。我急忙数了十盒放在传送带上,而我朋友给我来了一句："你不是刚刚发表了一篇关于此事的研究大作吗？"

我们都会被周围的环境欺骗。即使自己心里"清楚"，我们大部分时间心思太多而记不住这个道理并且付诸行动。所以，改变环境要比改变意识容易。

▷ 节食的两难困境

我们都听说过某人的表妹在高中同学聚会前拼命节食，瘦成闪电并保持下去，还中了大奖，从此过着幸福生活的故事。但是我们还听过比这多一百倍的故事，就是很多人开始节食，然后沮丧地放弃，或者开始节食，瘦了一点，又胖了更多，然后沮丧地放弃[6]。之后，他们开始尝试另起炉灶，重复着同样忍饥挨饿、饱受打击、令人绝望的过程。事实上，据估计，在节食人群中有95%以上的人减肥后又反弹了[7]。

大部分节食都是剥夺式节食。我们要自己主动禁食某些食物：碳水化合物、脂肪、红肉、零食、披萨、早餐、巧克力，诸如此类。不幸的是，剥夺式节食并不奏效，原因有三：1、人体会抗拒节食；2、人脑会抗拒节食；3、日常生活环境也会抗拒节食。

人体经历了上百万年的进化，已经很聪明，不会被"今天只吃色拉"的小伎俩蒙骗。人体有着高效的新陈代谢机制。当它需要燃烧很多食物时，会开足炉火，加快燃烧体内储存的脂肪。当它需要燃烧的食物较少时，会关小炉火，细火慢工地燃烧脂肪。这种高效帮助我们的祖先捱过饥馑、度过寒冬。但是它却帮不了如今饥饿的节食者。如果你吃得过少，身体就会进入节能状态，反而更难消耗脂肪。

▷ 剥夺式节食和奥斯卡金像奖

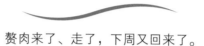

赘肉来了、走了，下周又回来了。

怎么回事，你懂的。有一天，当你打开冰箱，不由自主地吃起冰淇淋，然后一个激灵，想起自己三天后要参加奥斯卡颁奖礼。

电影明星们在走上奥斯卡红毯之前，究竟是如何甩掉赘肉的？《人物》（*People*）杂志的一篇文章表明，他们通常采取的措施是极端的、痛苦的——而且是暂时的[8]。

- 艾玛·汤普森（Emma Thompson）：我尽量不吃甜食，而且我不吃面包和饼干。实际上，坦白讲，我真不能吃自己爱吃的所有东西，这很不幸。不过，我马上就能再吃冰淇淋了，这是我的最爱。

- 泰拉·雷德（Tara Reid）：我当天早上不吃东西，那一周只吃蛋白质类——蛋白和鸡肉。这一周你的身材看似很辣，但是下一周肉就全长回来了。我还喝超多的水。

- 薇薇卡·福克斯（Vivica A. Fox）：我服用植物性泻药，尽量多喝咖啡，以清除宿便。

- 梅丽莎·里弗斯（Melissa Rivers）：我控制热量摄入，并且疯狂健身。我在前一周尽量吃得健康。我有一餐总会用色拉对付，把色拉酱放在一旁，用叉子沾酱。

- 比尔·莫里（Bill Murray）：我做了20万次仰卧起坐。

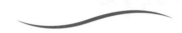

极端吧？是的。成功吗？从他们的回答可知，这些剥夺式节食只在绝对必需时才会起作用。等奥斯卡颁奖礼一结束，回归日常生活习惯后，减掉的10磅（1磅约等于0.45公斤——**译者注**）赘肉就又回来了。除非你还会继续做那20万次仰卧起坐。

这类减肥方法不是在不知不觉中完成的。它就好比每时每刻都在把一块巨石向山上推。

减重达到多少会触发身体的节能开关？看起来，我们可以在一周内减掉半磅赘肉而不至于减慢新陈代谢[9]。有些人可能还可以再多减些，但每人每周减半磅仍可保持充分燃烧模式。唯一的问题在于，这对很多人来说太慢了。我们觉得减肥要么不做、要做就得彻底。这就是很多没耐心的人想甩掉所有赘肉，最后一点没减掉的原因。

现在谈谈我们的大脑。如果我们一而再地有意抗拒某样东西，我们最终可能会越来越渴望得到它[10]。

　　你自我剥夺的是感情、假期、电视还是喜爱的食物，这都不重要。剥夺可不是享受生活的好办法。然而，许多节食者首先会做的是戒掉他们的惬意美食。这成了节食失败的罪魁，这是因为，剥夺自己真心喜爱的食物，任何基于此的节食，其效果其实都是暂时的。我们一口不咬食物，食物就会反咬我们一口。当节食结束（无论是因为受挫而放弃，还是暂时成功）时，你又会因饥饿而报复性地大吃特吃惬意美食。你牺牲了那么多，得要好好补偿补偿。

　　说到减肥，我们不能只依赖于自己的大脑，或是我们的"认知控制力"，也就是意志力。正如我们的研究所示，既然我们每天都要做200个以上与食物有关的决定，它们不可能都是像节食教科书那样完美。人类几百万年的进化训练我们在本能上尽量地常吃、多吃。大多人没有精神意志力盯着桌上一盘热乎乎的饼干，念念有词："我一块饼干都不会吃，我一块饼干都不会吃。"然后一块饼干都不吃。只不过，从"不吃、不吃，也许会吃、也许会吃"到"要吃"，我们要经历漫长的心理变化。

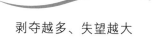

剥夺越多、失望越大

"……一位全国知名的心理学家和进食障碍症专家于康涅狄

格州哈特福特市一家便利店被拘捕，警方称他之前吃了三罐奶油，因吸入过量气雾剂而晕倒。"

———《奇闻怪事》（*News of the Weird*）2005年10月报道[11]

人体抗拒剥夺，大脑也抗拒剥夺[12]。更糟糕的是，我们的日常生活环境处处是陷阱，让我们本就意志不坚定的努力半途而废。每个街角快餐店都香气四溢。电视广告里总会传达温馨家常菜的感觉。在每个自动售货机和加油站总会出售85美分一包、味道胜过自制食物的零食。数十亿美元的市场提供满足贪心和大胃口的完美食物。

可我们先别责怪那些可恶的商家，要先看看我们给自己设了哪些圈套。我们生怕家人吃不饱，会做一大份"合家欢"意面。我们总爱把橱柜里的零食放在桌上，给孩子或是自己吃。我们用又好看又大的餐盘来堆满食物。我们用微波炉加热一块苹果派，却让苹果在保鲜盒里孤零零地颤抖。撇开良好用意不说，要说到为我们和家人的节食行动和意志力设置障碍，我们自己就是头号天敌。

好消息是，那些几乎是在无形之中使你逐渐增重的因素，同样可以施加反向影响，让你几乎在无形之中逐渐减重——减得不知不觉。如果感觉不到进食量比实际需要略低，我们就不会有饥饿感。如果我们没有饥饿感，就不太可能回头再大吃大喝，把少吃的都给补回来。关键因素在于无意识额度。

无意识额度

没有人在入睡前还瘦骨嶙峋，一觉醒来就变成胖子。多数人的体重是逐渐增加（或减少）的，他们其实并不清楚其中原因。他们不记得自己的饮食或锻炼习惯有何变化[13]，只记得自己曾经不用吸气、不用担心拉链崩开，就能穿上心仪的裤子。

当然，例外的时候也是有的。要是我们在无限畅吃披萨自助餐时胡吃海塞一通，然后在"超级碗"赛事上把薯片碗扫荡一空，在回家路上又在"31冰淇淋"的汽车外卖店停留，要了一大份足以撑坏肚皮的圣代，我们会感到自己太过放纵了。可在大部分日子里，我们几乎不会觉察到自己多吃或少吃了50卡路里。实际上，即使我们比前一天多吃或少吃了200或300卡路里，多半都不会有所察觉。

这就是无意识额度。它指的是，我们进食略少或略多、但意识不到的额度或区间。假设你每天摄取2,000卡路里可使体重不增不减[14]。但要是有一天，你只摄取了1,000卡路里，你是会感觉得到的。你会感到虚弱、头晕、焦躁，还会拿狗狗撒气。相反，要是你摄取了3,000卡路里，你也会感觉得到。你会稍感沉重、迟缓，更愿意瘫在沙发里爱抚猫咪。

　　吃得过少时，我们感觉得到。吃得过多时，我们也感觉得到。但如果卡路里在一定范围（即无意识额度）之内变化，我们会感觉正常，体会不到细微差别。就是说，我们觉察不到1,900卡路里与2,000卡路里之间的差别，也觉察不到2,000卡路里与2,100卡路里之间的差别。但是经过一年的时间，这个无意识额度却能导致我们减重10磅，或是增重10磅。每增重一磅相当于多摄取3,500卡路里。无论我们是在一周之内，还是在全年内渐渐摄取了额外的3,500卡路里，这都无关紧要。它们累加之后都是一磅。

　　这就是卡路里积少成多的危险所在。每天只是多摄取了10个卡路里（也就是一片绿箭口香糖，或是三颗小糖豆），一年之后的今天，你就会胖了一磅[15]。只需每天三颗糖豆。

　　所幸，反过来也是一样的道理。

　　我有一位叫辛迪的同事，她曾在一份新工作的头两年间瘦了20磅。我问她怎么减下来的，她却答不出所以然。我坚持追问之后得知，她在两年前唯一特意改变的习惯好像是戒掉咖啡因。她从咖啡改喝花草茶。这好像并不能说明任何问题。

　　"哦，对了，"她说，"因为我戒了咖啡因，所以我也不喝可乐了。"她以前每星期要喝6罐，这习惯算不上严重，但每罐可乐含139卡路里的热量，一年就能转换成12磅的重量了。她甚至没发觉自己减重的原因。她认为自己只是戒掉咖啡因而已。

　　在《科学》（*Science*）杂志的一篇著名文章中，詹姆斯·希尔

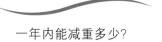

（James O. Hill）和约翰·彼得斯（John C. Peters）两位博士建议，每天膳食热量减少100卡路里，可使大多数美国人免于增重[16]。假设大多数人每年只增重一到两磅，那么我们为这100卡路里的改变所做的任何努力，就会使大多数人减重。要做到这一点，我们既可以每天多走2,000步（大约1.6公里），也可以比平常少吃100卡路里的食物。

一年内能减重多少？

如果你做出了改变，有个简易方法可以估算出你在一年内减轻的体重。只需把每天减掉的卡路里数除以10即可。这大约就是你在保持能量均衡前提下能减轻的磅数了。

每天少吃270卡路里的糖果＝每年减27磅

每天少喝140卡路里的软饮＝每年减14磅

每天少吃420卡路里的面包圈或甜甜圈＝每年减42磅

消耗热量的道理一样：每天多走1英里（约等于1.61公里——译者注）消耗100卡路里，一年可以减10磅。锻炼有益，但对于大多数人来说，放弃一根能量棒，比走2.7英里到自动售货机要容易得多。

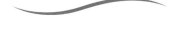

　　每天去掉100或200卡路里的最好之处是不会令自己感到为难。调整一下厨房，改变几个饮食习惯，这容易做到，你不用考虑吃得多或少，或者吃得不一样。令人欣慰的是，让我们无意识之间增重的事情，同样也能帮助我们在无意识中减重。

　　可以减多少重？跟你听到的凌晨三点档广告不一样，既不是在10个小时内减10磅，也不是在10天内减10磅。甚至不会是10个星期内。你会发现这一点，同时会有剥夺感。反过来，假设你保持减重的无意识额度，每天减除100到200卡路里热量。你大概不会有剥夺感，而10个月之后你就能轻10磅左右了。你大概不会因此上今年《体育画报》（*Sports Illustrated*）的泳装专辑，但是也许可以能重新穿得上你的"信号服"，而且不会牺牲掉面包、意面和其他惬意美食，这样你的感觉也会好一些。

　　戒掉自己爱吃的食物不足取。减少我们的进食量倒能在不经意之间实现。不少新潮节食法更多地着重于可以吃的食物种类，而不是可以吃的量。但问题不在于，我们点了低脂的鸡胸肉而不点牛肉。问题在于牛肉常常是两倍分量。我们逼自己吃不爱吃的鸡胸肉，倒还不如采用长远的节食法，吃更美味但减量的牛肉。

　　如果每天只有100到200卡路里的变化，我们就不会想念这些热量。我们在日常生活中减掉这些热量会相对容易——而且是不知不觉地。这其中就包含着无意识额度的秘密。

　　"我不饿，但不管了，我还是会吃。"

我跟一位新朋友喝咖啡时听他说最近一年内减掉了30磅。我问他怎么做到的，他解释说，他并没有戒掉薯片、披萨或冰淇淋。他会随意吃自己想吃的食物，但如果不饿时也想吃，他会大声说："我不饿，但不管了，我还是会吃。"

必须要做这样的宣告（大声地）通常就足以使他避免在不经意间放纵自己。其他时候，他会偶尔吃一口，但对自己的行为清醒得多。

▶▶ 微调策略 1：增加或减少两成分量

大多数美国人吃饱后才会不吃，而在一些更崇尚苗条的文化中，人们只要觉得不饿就会停止进食。冲绳人说"我不饿了"和美国人说"我饱了"，这两者之间存在着明显的热量差异。冲绳人甚至对不吃的时机有一个专门说法。这种说法叫"腹八分"（hara hachi bu），也就是吃到八分饱为止[17]。

- **减掉两成分量**。开吃时，把想吃的分量减掉两成。你大概不至于想它们。我们的研究大多表明，人们少吃两成是不会有感觉的。少吃三成会有感觉，但是两成还在意识防线之外。

- **增加两成果蔬**。如果你减掉两成的意面，那就增加两成的果蔬。

2

被遗忘的食物

▷ 你的胃不会数数

它不会数你早餐吃了多少勺Golden Grahams营养麦片。它不会数你在上班路上喝了几盎司的高价星冰乐。它不会数你午饭开始的一分半钟内一口气吃掉了多少根薯条。它不会数你回家后站在冰箱前吃掉的美其名曰"恰比哈比"（意为"胖老公"——译者注）冰淇淋的卡路里数。

我们的胃对算数很不在行，更有甚者，我们的注意力或是记忆力也帮不上忙。我们不会记得上班时从共享糖果碟里拿了多少块糖果，也不知道自己吃了20根还是30根薯条。更糟糕的情况发生在我们与家人朋友外出就餐时。在一家意式餐厅用餐结束5分钟后，30%的人不记得自己吃了多少面包，而在吃过面包的人中有12%否认自己吃过面包[1]。

正因为我们的食物记忆有缺陷，我们靠自己停止进食，似乎是最不可靠的。我们未必是企图自我欺骗，或者生活在丰衣足食的幸福幻想中。我们只是生来就不会精确记录自己消耗的食物[2]。

如果我们清楚自己吃掉的东西，可能就会吃得少一些。比如，如果我们知道自己在中式自助餐吃了多少菜，或者知道自己已经吃掉了多少根薯条，我们可能就不再吃下去，以防吃撑肚子。

很不幸，大多数食物不会在餐桌上留下痕迹。也就是说，吃掉它们后，一切证据就消失了，只剩下空盘子。鸡翅（如今被体育酒吧常客称为"香辣鸡翅"）是个例外。我们吃完一个鸡翅，会剩下骨头的证据。吃掉三个鸡翅，就会看到三副鸡翅骨。吃掉八个鸡翅，就会看到八副鸡翅骨。

这让我和研究生们灵机一动。通常，在海量供应鸡翅的场合（比如聚会或体育酒吧），会有人把骨头不断地从桌上清理掉，这样大家对自己吃了多少鸡翅就没了概念。要是骨头原地不动，会发生什么情况呢？每当参加聚会的人们低头一看，那儿就会有一个触目惊心的提醒——不断增加的骨头数量。这会让他们少吃些吗？

在一个超级碗的周日比赛日，我们邀请了53位MBA学生去当地一家体育酒吧聚会，以测验我们的想法。我们承诺为他们提供免费鸡翅、大屏幕，以及逃避学习的绝佳借口。

超级碗和超级食物

超级碗比赛意味着大吃特吃。下面是《今日美国》报道的数据[3]：

第一名：这是超级碗聚会在家庭聚会的名次。它甚至打败了平安夜聚会。

第二名：这是超级碗在食物消费排行榜中的名次。

17：这是每个超级碗聚会的平均参加人数。

68：这是聚会者中看比赛喜欢吃披萨的百分比。

4,000：这是人们吃掉的爆米花吨数。

14,000：这是吃掉的薯条吨数。

3,200,000：这是必胜客和达美乐预计在2005年超级碗比赛卖出的披萨数量。

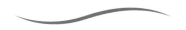

当饥肠辘辘的MBA学生到达后，他们被领到一个私人聚会区，在四人高脚桌边的酒吧椅上落座。房间当中就是"香辣鸡翅自助区"，那儿的盘子里堆满了热气腾腾的鸡翅，并配有滚烫的维兹起司酱，或是廉价的焦味烧烤酱。学生们要了想喝的饮料（软饮免费）后，团团围住自助区，一通猛拿。他们满载而归后回到桌边。他们吃完鸡翅后，会把骨头堆在每个桌子上贴心提供的空碗里。

整个晚上，只要想吃鸡翅，他们只需跳下酒吧椅，从容地走到鸡翅自助区。每当超级碗比赛间隙的广告开播，他们对那些投入数百万的天才创意广告漠然地置之不理，跑去把他们的盘子装满鸡翅。

女服务员们是配合我们的人，她们会按指示只清理一半桌子上的骨头。她们一晚上清理这些桌子三到四次，每次都会留下一个干净的空碗来装后面吃剩的骨头。服务员在前面，我们则在厨房里。她们把骨头带回厨房，告诉我们每个碗所属的桌子。然后我们为剩下的骨头进行计数（以及称重），测定该桌上的人吃掉的鸡翅。

这只是真相的一半。服务员们也会按指示忽视其他桌上堆积起来的骨头。她们会过去记下饮料点单，但却听任骨头一直堆在原处。当比赛结束，MBA学生们开心地离开酒吧，我们去了这些桌子边，清点和称量了这些骨头，再把它们扔进垃圾桶。

有时我们都会惊讶，人们太容易被看穿了。一直有人清理桌子，客人会一直吃下去。干净的盘子、干净的桌子，就会拿得越多，吃得越多。他们的胃不会计算，因而净桌组一直吃到自认为饱了为止。他们平均每人吃掉7根鸡翅。

桌上堆骨头那一组人，对于鸡翅数量的威胁就比较小了。到超级碗比赛结束，他们吃掉的鸡翅数平均少了2根——比净桌组少了28%[4]。

我们的胃不会算数，我们也很健忘。除非确实看到自己吃掉的东西，我们很容易吃得太多。除非一直给自己称重量，大多数人只有在衣服紧得难受时才会意识到自己吃多了（增胖了）。

有人要在监狱里才能得到这个教训。

▷ 监狱增胖谜团

国家监狱中供应的食物一般拿不到米其林星级认证。实际上，抱怨伙食是囚犯们打发时间的好方法之一。正因为此，一位中西部监狱执法官困惑地发现一个怪现象：平均刑期为6个月的犯人在"逗留"期间，不可思议地增加了10公斤左右"监狱赘肉"。这并非由于食物美味。好像也不是因为缺乏运动或者寂寞、无聊。他们一般都可以使用锻炼设施，并且每天都可以见访客。

其实，在出狱时，没有犯人把他们变胖归咎于伙食、锻炼器材或是会客时间。他们把自己的监狱肥肉归咎于被迫穿了6个月的肥大橙色连衣裤。因为这些橙色工装服太宽松，他们大多数人意识不到自己逐步增重（一周大约增一磅），直到他们出狱，不得不费劲地塞进自己的衣服[5]。

我们大多不会在六个月后一觉醒来发现自己重了10公斤。为什么？部分原因是，我们不会天天穿路障锥似的橙色连衣裤。如果胖了5公斤，那条真心漂亮的西装裤的拉链就只能拉到半截。如果胖了10公斤，腰带上的孔眼就不够用了，只能用绳子捆了。正如我们不能仅仅依赖于身体信号判断自己吃了多少，没有外部参照物我们也不能真正感觉自己胖了或是瘦了多少。

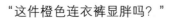

"这件橙色连衣裤显胖吗？"

没有人会说："是的，你穿着它看着像个黄澄澄的大路障锥，从外太空都看得到。"你得到的答案自然会是："哎，不会啦，你这样子挺好。"不要去问其他人的看法，这里有两条粗略的经验，你可以用来检查自己的体重是否正常。它们并不精确，但是可以让你清楚了解自己的现状。

- BMI 经验法则：BMI 是指体重指数（Body Mass Index），科学家和医生们用它来评定一个人是否超重。因为它用公制计量法，如果我们用磅数和英尺（1英尺约等于0.30米——译者注）的话，还要多一个换算步骤。首先，称出体重的磅数，然后除以身高英寸数的平方。然后用该数字乘以703。

  BMI 多少算是好的？正常数字在18.5到24.9，25到29.9是超重，30以上就是过度肥胖了[6]。

  因此，如果某人身高5英尺8英寸，体重180磅，他（她）的BMI就是27.4，即180磅÷（68×68）×703=27.4（1英尺等于12英寸——译者注）。此人会被归类为超重。

- 骨架经验法则：仅适用于女士。一些模特和表演教练用这个法则帮助女性想象她们在伸展台上的理想体重。5英尺身高应为100磅体重，每增高1英寸增加5磅。接着，如果骨架较小，再减去10磅；骨架中等，则不加不减；骨架偏大则要加10磅[7]。

对于一位身高5英尺3英寸、骨架偏大的女性而言，这个标准体重相当于125磅，即100+（3×5）+10=125。一位身高5英尺6英寸、骨架中等的女性则应为130磅，即100+（6×5）+0=130。

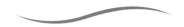

有数量惊人的人不会用体重计监控体重，但会用其他各类信号。我的实验室询问过322名节食者，如果没有体重计，他们如何判断自己是否减掉了合适的体重。不少人提到了外部信号。有些人说，不管体重计上的数字是多少，当得到朋友们的赞赏或是陌生人的"回头"时，他们就知道自己减了不少。另一些人则说，当他们能"看得到它"时就知道了——"它"指的是颧骨、肋骨、脚，诸如此类。

这些节食者中的大部分（超过半数）都提及自己的衣服。他们知道自己已经减到期望的体重，是因为他们能用到了皮带上的某个孔眼，或是不用吸气就能扣上裤子扣，或是可以穿着旧日的牛仔裤舒服地坐下来，腿部血液循环不会不畅。

我们的衣服不会撒谎。它们要么合身，要么不合身。对于一些人来说，减重20磅是个抽象的概念。但是穿得上自己喜欢的牛仔裤并非完全抽象。对于节食者来说，这样的衣服是种"信号服"。当它们合身时，它们的信号是，可以不用每顿饭都吃米糕了。

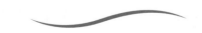

判断成功减肥的八大信号

除了盯着卫生间里的体重计之外，人们判断自己体重正常所用的最常见信号有哪些？这是最近一次调查中322人告诉我们的答案：

- "当我穿牛仔裤又觉得舒服时。"
- "当我必须要用皮带时。"
- "当我用肚子吸气后能看到些清晰轮廓，比如四块腹肌时。"
- "当我的皮带扣移回到原来的孔眼时。"
- "当我爬两层楼到办公室而不觉得吃力时。"
- "当我能看到自己的颧骨时。"
- "当我不用吸气就能扣上裤子扣时。"
- "当朋友或同事问我是不是瘦了时。"

▷ 我们相信眼睛，不相信胃

随着时间推移，我们的衣服会告诉我们自己吃多了，但是正在吃饭之时，我们如何知道自己是否吃得过多呢？除了吃到撑为止，我们貌似大多会依赖于食物大小（分量）来判断自己是否吃饱了。我们通常会努力吃掉惯常的食物分量。也就是说，我们想吃跟昨天一样多的午餐、一样多的晚餐、一样多的爆米花等。这实际上最终成了一个优势，因为它是轻松节食的关键所在。

近十年来最诚实、最有用的节食书籍之一是《可测饮食计划》[8]，作者是宾州州立大学行为营养学中心的芭芭拉·罗尔斯博士。本书以数千小时的缜密实验研究（就像我们的食品与品牌实验室）为依据，它们表明，人们对于自己是否吃饱是几乎没有感觉的。计算卡路里难，估摸分量大小易。吃掉一整盘食物，我们认为自己会吃饱；吃掉半盘食物，我们认为自己会吃到半饱。吃一个需要双手拿的汉堡包，我们认为应该会吃饱。但是吃了用三根手指就能轻松拿住的汉堡，我们就会去找其他东西吃了。

因此，如果某人平常要吃半磅的大汉堡，你却给了四分之一磅的汉堡，他（她）吃完后还会觉得饿。然而，罗尔斯博士发现，如果你把四分之一磅的汉堡弄得像半磅汉堡的分量，通过增加生菜、番茄、洋葱，而且出餐时不把它压紧，那么仍是这位饿货，吃了以后会说饱了。即便它比半磅汉堡的热量少得多，人们在吃完午餐后仍然会认为自己吃得一样饱。虽说这对于研究生理机能和新陈代谢的科学家们来说是一个令人困惑的信息，但是对于节食者来说确是个大好消息。这意味着，他们可以把肉、起司的分量减半，只要加进足量的新鲜蔬菜让汉堡看起来一样大，他们就会感到跟吃真材实料的汉堡一样地饱了[9]。

罗尔斯的团队做过一次示范，只加入空气就能让一小份食物看起来量很大。他们使用完全相同的食材做草莓冰沙，但搅拌的时间不同。在搅拌机里的时间越长，冰沙里就会被打入更多空气，它的体积就越大。他们可以先做出只有半杯满的冰沙，然后再搅拌久一些，做出满满一杯。

接下来，他们在午餐前30分钟把那些半杯和一整杯的冰沙发给一些男大学生。两种冰沙的卡路里数一样。唯一区别在于它们的体积。得到满杯冰沙的学生最后少吃了12%的午餐。他们自我感觉还更饱一些。

几十项研究表明，我们每天吃的食物分量或数量通常一样，甚至每一餐都一样。罗尔斯的研究进一步表明，如果一个人认为自己比通常的分量吃得少，就会觉得自己是饿的。如果认为自己比往常吃得多，就会觉得自己饱了。

换言之，分量压倒了热量。我们吃的是自己想要的分量，而不是想要的热量。如果把分量相同食物的热量加倍，大家不会抱怨吃不完。如果把分量相同的食物的热量减半，大家不会抱怨还饿着。在两种情况下，他们都会说自己饱了。人们不是在吃热量，而是吃分量[10]。

在食品行业有句俗话说，最便宜的食物成分是水和空气。记住它，不会错。

▷ 目测、夹菜、吃掉

我们肚子饱了后不会再吃东西，对吗？

奇怪的是，这并不正确。除了像感恩节大餐之类非常极端的例子之外，我们不会因为肚子饱了就不再吃东西。实际上，科学家们并不确切知道人们感到吃饱的原因。似乎是多种原因的结合，比如我们咀嚼、品尝、吞咽了多少食物，我们对食物有怎样的想法，以及我们已经吃了多久。

似乎有道理的是，我们吞食速度越快，就吃得越多，因为这一组信号来不及通知我们自己已经不饿了。许多研究显示，人体和大脑需要20分钟才能发出饱腹感信号，使我们感到自己饱了。20分钟，足够再吞下两三片披萨，咕嘟喝下又一大杯可乐了。

这就是问题所在。美国人用餐从开始到完成并离开餐桌，只需不到20分钟。我们的用餐时间异常短暂。以午餐为例，里克·贝尔（Rick Bell）和帕蒂·普利纳（Patti Pliner）两位博士发现，如果独自吃午饭，我们在快餐店的吃饭时间只有11分钟，在公司餐厅是13分钟，在价位适中的餐厅是28分钟。如果与其他三人一起用餐，则吃饭时间通常会延长一倍，但这仍然是很快速的午餐[11]。

实际上，当我们还没吞下任何食物时，我们大都已经决定要吃多少东西了。我们会目测一下自己认为需要的分量、取食，然后吃完为止。这就是说，当我们说："我想吃两勺冰淇淋"或者"想喝半碗汤"时，我们就会依赖于那个视觉信号（空了的冰淇淋碗，或是喝了半碗的汤碗），以此告诉自己已经完成。

设想一位跑步者。如果她决定在跑步机上跑到累为止，她必须不断问自己："我累了吗？我累了吗？我累了吗？"但是如果她说："我打算跑到学校然后返回。"她就不用反复检查自己是否累了。她设定了目标，直到跑完为止。

这就是"光盘"概念如此强大的一个原因。吃光盘中餐，给我们一个明确的努力目标，我们不必无休止地问自己："我饱了吗？我饱了吗？我饱了吗？"我们可以夹菜、装盘，然后吃到光盘为止。

▷ 不见底的汤碗

我们给一群美国大学生看了一个18盎司的番茄汤碗，问他们："如果让你们午饭喝这个汤，你们何时会不想再喝了呢？"81%的人给了一个视觉参考点，比如"碗空了我就不喝"或"我会喝半碗"。只有19%的人说他们饱了，或不饿了时就不想再喝了。在这种情况下，这些人似乎大多会先目测自己要吃的分量，然后，就像跑步者跑到学校再返回一样，他们几乎都会打算一直吃到某个视觉信号让他们不吃为止。但是，如果盘子永远吃不光，或是碗永远空不了呢？

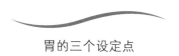

胃的三个设定点

在我们完成的数百项食物研究中，我们越来越清晰地发现，胃有三个主要设定点：

1）饿死了；

2）饱了但还能吃；

3）吃撑。

这里有个下限标准或叫底线，即，无论是8小时还是18小时没吃东西，饥饿感是一样的。有一个上限标准或叫顶点，也就是过了这个点你就吃不下了。这当中是灰色地带，你可以吃个不停——哪怕快到顶点了。记得有多少个感恩节大餐，你撑到几乎恶心吗？记得当甜品端上来时，你胃里又神奇地出现了空当吗？这就是为什么我们要重点关注"饱了但还能吃"的设定点。这就是我们可以减掉无意识额度但仍感到满足的标准。

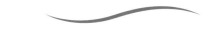

我和吉姆·佩因特、吉尔·诺斯策划了一个类似隐藏摄像头的实验来一探究竟。

虽说《大众机械》（*Popular Mechanics*）肯定没有登过无底汤碗的制作方法，它们是这样做出来的。找一个结实的四人餐桌，瞅个饭店老板不在的空当，在服务员通常放置汤碗的地方钻个一英寸的大洞。（最好呢，是买下桌子，然后再打孔。）

然后再在一个汤碗的碗底钻个洞，这样就可以插一根食品级橡皮管。把管子另一头穿入桌上的洞中，用胶带粘在反面，再放入一个6夸脱（美制1夸脱约等于0.95升——译者注）锅子的热汤里。如果将汤锅放置于合适高度，那就可以从汤碗里喝一整天的汤，它可以自动续汤。它不会续满整碗汤，这样喝汤的人就相信自己有进展，哪怕汤碗一直不完全空掉。这一切都是物理原理：气压让18盎司汤碗和6夸脱汤锅中的液体高度持平。两个容器里的水平面下降速度一致。

我们的桌子上坐了四位。有两位拿到的是分别与6夸脱汤锅独自相连的自动续汤碗，另外两位则拿到一模一样的普通汤碗。这似乎很简单明了，但是实际的试验却一塌糊涂。有四个棘手问题需要应对。

管子。当汤碗里有管子插上来时，用午餐的顾客通常会生疑。在一位机械工程学生的帮助下，我们在碗底装了一个铜制"卡口固定件"，这样汤匙在上面搅动时就不会觉察到续汤的管子。

汤碗。如果有人试图移动汤碗怎么办？由于我们的参与者都是好脾气的中西部人，只要请他们不碰汤碗，让"一切井井有条"，这个问题就迎刃而解了。不管这话是什么意思，反正它奏效了。

理由。参与者们一直会想要猜出自己免费获赠午餐的原因。他们总猜不对，但是我们担心猜来猜去会影响他们正常用餐。所以我们告诉他们，作为午餐的交换，我们会就他们对大学食堂及供餐品质的印象问几个问题。还把研究地点移到了香料盒子，他们知道那儿常有菜品测试。

汤品。我们的无底汤碗在第一次试验中失效了。我们使用的鸡汤面要么堵塞住管子，要么让汤发出奇怪的咕咕声。我们买了360夸脱的金宝汤牌番茄汤，重新开始。

等解决了这些难题，我们就招募了60多人来吃汤品午餐。每天，四个人在一桌就座——两位有18盎司的自动续汤碗，其他两位则是普通的18盎司汤碗，里面加满了汤。

你大概会觉得，要是你应邀与三位几乎陌生的人坐在一个桌子上吃午饭，也许会有一些尴尬时刻。对于大学生来说这不是问题。我们只需问他们的暑期打算，谈话就会跟汤一样地顺滑。

20分钟后，我们停止测试研究，请用餐者估计他们所吃食物的卡路里数、他们所喝的汤的盎司数，以及用0~9分给自己的饱腹感打分。然后我们从汤碗、管子和汤锅中倒出汤，称量出每个人喝掉的汤。

在前来用午餐的62人当中，只有两个人发现了其中秘密。有个人弯腰去捡一张掉落的纸巾，很快就向他的午餐同伴们揭发了桌子底下那些像博格人（《星际迷航》里的虚拟种族——**译者注**）身上插的管子那样的玩意儿。另一个人的经历要戏剧化得多。他有一刻像身处某个中世纪宴会，拿起自己的碗就喝，仿佛在与自己的维京祖先通灵。一声巨响后，灌满番茄汤的管子像银蛇似的在桌上蠕动。这让他旁边的女人尖叫起来，他对面的男子因慌忙逃窜而踢翻了椅子。这两个人和他们的同伴就不再计入这项研究。而其他54个人没有一丝怀疑。

用普通汤碗喝汤的人喝了大约9盎司。这只略少于未稀释的金宝汤罐头（10.5盎司）。他们认为自己喝的汤约有123卡路里的热量，但其实，他们喝了155卡路里。用无底汤碗喝汤的人喝了又喝、喝了又喝。大多数人在我们喊停时仍然在喝，那时从开始喝汤已经有20分钟了。正常的人喝了约15盎司，而有人竟然喝了不止1夸脱——不止1**夸脱**。当我们请其中一人评价此汤时，他的回答是："很不错，相当饱足。"确实如此。他喝的汤比邻座的伙计几乎多了三倍[12]。

食客们当然会意识到自己从自动续汤碗里喝了更多的汤？绝对不会。只有几个例外，比如那位一夸脱先生，其他人则没说自己饱了。即使他们多喝了73%的汤，他们的自我感觉跟另外一群人一样——毕竟，他们只喝了半碗汤而已。或者只是他们这么想。当我们问他们喝了多少卡路里的汤时，他们估计的127卡路里，与喝普通汤碗的人所估计的几乎一样。实际上，他们平均喝掉了268卡路里。这比他们用普通汤碗的餐桌伙伴多了113卡路里。

吃得停不下来，让感恩节大餐、自助餐和点心店成为节食的威胁。可如果我们郑重其事地估计吃掉的食物热量会如何？不好意思，依然不会有太大用处。

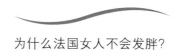

为什么法国女人不会发胖？

为什么法国女人不会发胖，即使她们吃奶酪、法式面包、葡萄酒、糕点和馅饼呢？米雷耶·吉利亚诺（Mireille Guiliano）在她的畅销书中解释说，这是因为她们知道适可而止。我们自己的研究则表明，她们更注重身体内部信号，比如是否有饱腹感，而较少关心外部信号（比如碗里汤的高度），这些会引导我们多吃。

为了检验这个说法的正确性，我们请282位巴黎人和芝加哥人填写问卷，询问他们如何决定停止用餐的时机。巴黎人的回答是，他们通常在不觉得饥饿后就会停止进餐。我们的芝加哥人不这样。

他们不再进食的时机，是饮料喝完了，或是他们看的电视节目结束了。但是，越重的人（无论是美国人还是法国人），越会依赖于外部信号来告诉自己停止进食的时间，而较少依赖于是否有饱腹感[13]。

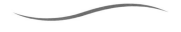

▷ 体重大小，还是饭菜多少？

我们对数千个对象的研究经验显示，大部分人很不善于估计这一天、前一天或是上周吃掉的食物热量。平均而言，正常体重的人估计他们吃掉的热量比实际吃掉的热量少20%。你觉得是1,000卡路里的那三片披萨其实是1,250卡路里，而那块200卡路里的甜甜圈其实是250卡路里。但真正让人担心的是过度肥胖者。他们通常会对自己所吃掉的热量低估30%~40%。有人估计自己吃掉的热量只有实际热量的一半[14]。

这是个难解之谜。科学家、医生和咨询师们经常会指责超重者企图在进食量上欺骗别人（或自己）。有些节食专家、医生和家庭成员竭力告诉他们，他们在"撒谎"或是"拒不承认"。通过这类伤人的指责使减肥咨询收效，只会令肥胖者望而却步，而不会使他们有所改变[15]。

这些年，在我们的食品和品牌实验室中有几位肥胖的研究员。这些同事在估计各种不同食物热量时似乎总是相当精准。他们的精准度比实验室中的瘦研究员当然也不差。这是与所有传统科学研究结果相悖的。为什么？

为了更好地理解这一现象，我与一位聪明的法国研究员、我的好朋友皮埃尔·尚东（Pierre Chandon）搭档研究。通过在"精神物理学"领域的研究，我们一起发现了解答这一谜题的一个关键点。看起来，在估计一种量度时（比如重量、高度、亮度、音量、甜度等），对于量级更高的事物，我们总是会低估。比如，我们估计2磅重的石头会相当准确，但是对80磅重的石头就会大为低估。我们估计一栋20英尺高的建筑会相当准确，但是对200英尺高的建筑就会大为低估。尚东相信，同样的规律也适用于食物。

为了测试这个想法，我们先在实验室开始，然后又转战快餐店。首先，我们招募了40个人，有些是正常体重，有些则颇为肥胖。然后我们购买了15种不同分量的餐食，从445卡路里到1,780卡路里不等。我们请每个人估计这15份餐食的卡路里数。与体重无关，结果是相似的。餐食分量越小，大家猜测到的热量水平就越准。餐食分量越大，他们猜得就越不准。几乎所有人将1,780卡路里的大份餐食都猜成了只有1,000卡路里左右。无论是苗条者、还是大胖子，他们的估计没有差别。

在较高量级上，所有人（正常体重者和超重者一样）都会低估食物的热量水平，这可以测算出来[16]。

我们在一些快餐店进行了"现实世界"的测试研究，确认了研究结果。当食客吃完午餐时，我们询问其中139位点了什么菜，以及他们认为自己吃了（喝了）多少卡路里的热量。吃得越多，估计得就越不准。某位吃了300卡路里的小汉堡和色拉的人所低估的热量大约为10%，而吃了900卡路里的巨无霸汉堡的人所低估的热量高达40%。本人是胖是瘦、是男是女并不重要，饭菜量越大，他们对自己进食量的低估就越大。

是"饭菜多少"，而不是"体重大小"决定了我们估计进食热量的准确度[17]。一个骨瘦如柴的人在吃2,000卡路里的感恩节大餐时所低估的热量，跟一个大块头吃2,000卡路里的披萨晚餐时所低估的热量，是完全一样的。

➤➤ 微调策略2：吃得一目了然

我们的眼睛通常没有我们的胃大。但事实上，它们常常比我们的胃更善于辨别我们吃饱的时间。比如，参加超级碗聚会的人们会检查鸡骨头来判断自己什么时候吃够了。只要我们配合自己的眼睛（而且不要用自动续汤碗欺骗他们），它们就能帮助我们改造自己的饮食生活。

• **吃之前要看清楚**。我们发现，把食物先装到盘中再吃，比起先吃一小份再多次添菜，大约会少吃14%。开始吃之前，把想吃的食物都放到一个盘子里：点心、正餐、冰淇淋，甚至薯片。你的胃无须数数，你也不必去记自己拿了多少。不要直接从包装袋或包装盒里吃零食，要把它们放在单独的盘子里，把包装盒留在厨房里。这样你就不太会一而再、再而三地去吃。

• **吃的时候要留意数量**。当你吃鸡翅或是排骨时，如果清楚自己吃掉多少，你会吃得比较少。饮料也是一个道理，如果没有东西提醒你，会很容易忘记自己喝了多少汽水。方法之一是数数空的饮料瓶罐。比如，如果你不想在下一场聚餐中让朋友们过度饮酒，就把空酒瓶留在桌上，用干净杯子继续倒酒，而不拿掉喝过的杯子。这就应该可以帮你提高北达科他州红酒的储存量了。

3

餐桌景象研究

在记忆里浏览一下近期的经历，翻出一张家常用餐场景的图像快照。眼前浮现餐桌景象的画面：餐桌布置以及餐盘、银器、酒杯、菜碗等各类餐具。回想一下食物在桌上的位置、排列，还有那顿饭菜是否丰盛。可能的话，想想烹饪食材的存放位置和包装的样子。

或许你能回忆起这个景象，但也许你回忆不起来。毕竟，在日常生活的种种戏码中，一顿饭的餐桌景象似乎无足轻重。比起餐桌细节，我们大多更担心工作的挫折、儿子的成绩，还有没办完的事情。

然而，我们要你回想的餐桌景象中到处都有隐藏说客。餐桌上看似无伤大雅的物品（包装、餐具、杯子和食物品种）都会让我们多吃两成多的食物。善加布置它们也可以让我们少吃。无论多吃或少吃，它对我们的影响都是在不知不觉中发生的。

▷ 大号包装以及消耗标准效应

美国人看到欧洲、亚洲的常见厨房时，通常会大吃一惊。当中的岛式料理台哪儿去了？成排的橱柜哪儿去了？食品储藏室和大型冰箱哪儿去了？如果美国的房子里有国外那种迷你厨房和冰箱，它几乎是卖不出去的。

宽大美式厨房的危险在于，它们有宽裕空间，让我们装满大包美国食品。我们可以采购更大盒的意面、餐馆用的大罐意面酱，还有更大包的绞牛肉。我们有些人甚至会多买一个冰箱或是冷藏柜。

这些大号包装很实惠，而且省得很快用完要多跑一趟超市。同样，它们会使得我们做饭菜的量更大，吃得更多。

设想一下，一位本地大学教授找到你所在的组织（比如家长教师协会），提议为该组织募集资金。如果你能在某天晚上去学校厨房为你们夫妇俩做一顿意面当晚餐，他将以你的名义向该组织捐20美金。他连食材都为你准备好了：中号包装的意面、中号罐头的意面酱、一磅绞牛肉。

不过，你有所不知，贵组织中有一半人拿到的不是中号包装，而是大盒意面、大罐意面酱和两磅绞牛肉。你也不知道，当晚餐结束后，教授会称量你们剩下的意面、意粉和绞肉以及做好但没吃完的食物。

我们用十多种不同食物进行了十多项类似研究。拿意面举例来说，我们发现，拿到大号包装意面、酱料和绞肉的人，比起拿到中号包装的人，通常会多做23%（约多出150卡路里）的食物。

他们全吃完了吗？是的。我们一再发现，如果自行取食，人们往往会吃掉大部分自取的食物（92%）[1]。我们研究了早餐、午餐和晚餐的许多食物，结果基本一致：用大号包装食材做饭的人平均会多吃20%~25%[2]。对于零食而言，情况更为糟糕。

换一个场景，我们请家长会的40位成年人观看一个录像并提供反馈。他们每位拿得到一包巧克力豆（半磅或一磅的包装袋）作为谢礼，在看录像时享用。其实我们并不在乎他们对录像的看法，我们只关心他们在看录像时吃掉的巧克力豆数量。录像观看结束后，我们清点了包装袋里剩下的巧克力豆。

结果很夸张。拿到半磅包装的人平均吃掉71颗巧克力豆。拿到一磅包装的人平均吃掉137颗，几乎多出一倍数量——多了264卡路里。确实，买大包巧克力豆可以省钱，但假设每年你要看100部影片，你会因此付出9磅赘肉的代价[3]。

基本规律：无论何种产品，包装越大，我们消耗得都会越多。人们拿到大包狗粮，他们倒出来的就会更多。拿到大瓶蔬菜汁，倒出来的就会更多。拿到大瓶洗发水或是大桶洗涤剂，倒出来的也会更多。事实上，我们测试了47种产品，包装越大，用得就越多。只有一个例外：液体漂白剂。大多数人明白，过量使用漂白剂，会让他们的袜子和衬衫皈依神灵，它们会变得无比圣洁。

拿到大号包装，我们为什么会不由自主地吃掉（或者倒出来）更多呢？因为大号包装（即大的分量）暗示了一个消耗标准，即适宜或常见的使用量或食用量[4]。

我们所有的研究项目均表明，人们在不自觉的状态下能够多吃或少吃20%的食物。正因为此，我们会寻找进食多少的指示或信号。其中一个信号是包装的大小。当我们拿着大号包装进厨房时，我们会觉得，比起用小包装，做得多、盛得多是顺理成章、稀松平常、恰如其分的事情。

虽然准备两人晚餐不一定用得完两磅的盒装意面，但是比起用一磅的意面，我们会觉得多吃几口很正常。我们的消耗标准提高了，我们的取食量也随之水涨船高[5]。

▷ 杯具的错觉

在厨房里，大号包装还有不少帮凶。据估计，我们摄取的热量中有72%来自于我们从碗、盘、杯中吃进去的食物[6]。这些容器能营造让人信以为真的视觉错觉，导致我们对其食物容纳产生误判。

谁会在意这个呢？节食者、运动员和酒吧招待会在意。譬如，假如我们给你一只窄长杯或是一只矮胖杯，你用前一种杯子会比后一种杯子少喝25%~30%的饮品。你应该选哪种杯子呢？

你也许会记得儿时从自己的益智书里看到过"水平垂直"错觉图。这个常见的错觉图看着像一个倒着的大写字母T。水平线和垂直线的长度完全一致，但是实际上所有人都觉得垂直线更长：平均长18%~20%。

水平垂直错觉：哪条线更长？

人的大脑有一个基本偏向，它会过于关注物体的高度，而忽视其宽度。就拿圣路易斯的大拱门来说。它是为了纪念"路易斯安那土地购买案"（指1803年美国从法国手中购买214万平方公里的土地。——译者注）而建，是所有来客从伊利诺斯越过密西西比河进入圣路易斯时，首先映入眼帘的一个宏伟景观。

该拱门是美国最高的人工纪念碑。而且它的高度和宽度完全一致：长和宽都是630英尺。事与愿违，每天平均11,000位参观拱门的游客中，没有一个人会说："哇……瞧它有多宽。"没门儿，我们都会瞪着它的高度。

这一切跟杯具有什么关系？

为了一探究竟，我们需要拜访一个健康营养夏令营，20岁以下的青少年儿童暑假去那里减肥，戒掉多年来吃粟米脆的习惯。

在那里，他们学会估计分量、计算热量、改善饮食以及锻炼身体。这些夏令营通常很贵：一整个暑假花费7,500美金[7]。假设某个营员在该期间只减掉3磅体重，那父母为每磅所付代价就是2,500美金。正因为这样，孩子们会卖力地减肥，学习如何减肥，并且警惕拖自己后腿的事情。说到要抵抗视觉错觉的人，这些减肥营营员就是这种人。

为了检验这个说法，我们说服新英格兰的一个健康营养夏令营在供餐动线上做了一个细微调整。一天，当孩子们进入食堂时，他们随机拿到一只窄长杯或是一只矮胖杯，两者容量一样。孩子们拿起托盘，一如既往地走完供餐动线，取想吃的食物，倒想喝的饮料。在动线结束的地方，孩子们惊讶地看到一位研究员迎候在那里，该研究员会请他们估计自己所倒饮料的量，还称了他们的杯子，检验他们的估计是否准确。

拿到窄长杯的营员每人平均倒了约5.5盎司。但拿到矮胖杯的营员就不一样了。他们平均倒了9.6盎司，比拿到窄长杯的同伴多了74%。真正令人意外的是：他们估计自己倒了只有7盎司。

成人也好不到哪里去。我和薛尔特·冯·伊特叙（Koert van Ittersum）一起在马萨诸塞州西部一个爵士乐即兴创作营对一群音乐家重复了这个测试。连续两天早上，这些平均37岁的爵士音乐家在早餐时拿到高杯或矮杯。即便他们更年长、更有智慧，使用矮杯的音乐家仍然变胖了。拿到矮胖杯的比拿到窄长杯的平均多倒了17%的果汁或软饮料[8]。

还将信将疑吗？要知道，这些厨房陷阱的真正危险在于，世上几乎每个人都相信自己是不受诱惑的。他们会说："当然，这对幼稚小儿和饿鬼爵士音乐家们会奏效，但我从来不会上当。"

好吧，不过假设我们能找到倒饮品的专业人士。假设我们能找到一些高手，他们拿报酬的工作就是每年往数千个杯子里倒入完全等量的饮品：1.5盎司一"口"。他们反反复复地倒这个量。当然他们不会被杯形欺骗。

这些高手很容易找到。他们就是所谓的酒吧招待。在这个实验中，我们在费城招募了45位专业酒吧招待[9]：有男有女，有老有少，有小个子，也有身上有刺青的。他们中有人在市中心为150美金的午餐倒唐培里香槟，有人在费城西区的廉价龙舌兰之夜倒小杯的无牌酒。

我们去了他们工作的酒吧，以使他们感到自在，我们请他们为朗姆可乐鸡尾酒倒朗姆酒，为金汤力酒倒金酒，为加冰威士忌倒威士忌，为伏特加汤力倒伏特加。他们知道自己应该倒的分量。所有情况都是一小杯，即1.5盎司。

妙就妙在，他们不能用酒嘴倒酒并计算次数，不能先用量杯或是小杯子。他们必须用传统方法，直接从瓶中倒酒。接着我们给了他们窄长的11盎司高球杯，或者矮胖的11盎司平底杯。他们都是久经沙场的酒吧招待，每人都有5年以上的经验。

情况如何呢？拿到窄长杯的人近乎精准。他们倒了1.6盎司。拿到矮胖杯的人就大失水准。即使他们的倒酒经验都在5年以上，即使他们以前总能倒出相同的量，他们还是平均倒了2.1盎司，比目标多了37%。我们还提醒其他41位酒吧招待"倒酒时请勿着急"。他们还是倒多了。有经验的人不过如此[10]。

水平垂直错觉的影响很大[11]。也许这在喝水时并不重要，但当你倒的饮料热量超过预想时，这就很重要了[12]。而且，当某人倒的（并且喝了的）酒超过预想时，就真的、真的很重要了。许多人可能不得不为这个错误付出代价。自认为"我不会在这个宽杯里倒多了"是一码事，但要是连酒吧招待都免不了犯这个错，我们其他人又凭什么这么自信呢？更轻松的做法恐怕是"只用窄长杯"。在我们发现即使倒酒高手都马失前蹄时，我们实验室里的大多数人把厨房里的矮胖饮料杯处理掉，留下了窄长杯。我们的一位研究员甚至把他又大又宽的红酒杯换成了更小更窄、用来喝白葡萄酒的杯子。

▷ 大盘子、大勺子、大分量

再举一个你也许记得年少时在益智书里看到过的视觉错觉：大小对比错觉。这其中包括，一个被小圆圈环绕的中等大小圆点和另一个被大得多的圆圈环绕的中等大小圆点。即便两个圆点是完全一样的大小（而且即使你知道这里面的诀窍），第二个圆点看上去要比第一个小得多。基本上，我们会以背景物为参照来估计物体大小。比如说，照片中的一个身高6英尺的男子，站在三轮车边，比站在水泥车边显高。

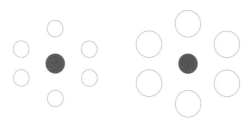

大小对比错觉：哪个黑点更大？

现在把这个错觉应用到餐桌景象上。假如你往12英寸（1英寸约等于2.54厘米——译者注）大的盘子里舀了4盎司的土豆泥，它看上去会比舀在8英寸的盘子里少得多。即使你计算控制用餐分量，较大的餐盘仍可能影响你多盛食物。而且由于我们通常都会吃完自己盛的食物，我们最后大概都会全部吃光。

同样，连专业人士也会被这个错觉欺骗。2001年，电视节目20/20造访了我们的实验室，就我们的一些研究进行拍摄。为了庆祝所谓的拍摄结束（"收工庆功会"），我们办了个冰淇淋聚会。营养学系的所有知名教授和刻苦的博士研究生们都应邀参加了庆功会。

但其实拍摄并未结束，这个冰淇淋聚会实际上是一次实验。当来宾抵达时，他们拿到的碗是17盎司或是34盎司；接着他们被招呼排队去选取四个不同品种的冰淇淋，分量随意。同样，放在冰淇淋里的挖勺也有大小之分。有的是 2 盎司、有的则是 3 盎司。当人们走到最后时，一位实验研究者发给他们一份调查表，并称量了他们的冰淇淋碗。摄像机全程都在拍摄。

我们的客人理应不会被碗和挖勺的大小这类寻常小事影响吧？他们想的、梦的、讲的、学的、吃的都是营养。他们写了数百篇关于营养的高水平研究论文。

这些并没什么作用。拿到大碗的人挖的分量就是大。事实上，他们多挖了 31% 的量——相当于 127 卡路里热量的冰淇淋。如果给他们大的挖勺，情况只会更糟。用大碗和 3 盎司挖勺的人，比用小碗和小挖勺的人，多挖了 57% 的冰淇淋[13]。

大盘子和大勺子就是大麻烦。我们舀到餐盘中的食物量是与餐盘大小成正比的。

它们使我们会给自己盛更多饭菜，因为它们让食物看起来很少。如果把中号汉堡放在茶碟上端给人吃，比起放在普通大小的盘子上，他们会觉得前者的热量多了 18%。甜点也是同样的道理。一块派或蛋糕放在大盘子中，比起放在较小的盘子中，会使人低估它的热量。

盛菜盘的大小标准在 50 年前有所不同。我们是如何得知的呢？一个办法是拿自己的餐盘跟奶奶辈的餐盘做比较。一位古董商告诉我，当选购古董餐盘的顾客发现他们喜欢的式样时，他们常会拿着餐盘去问他："我喜欢这种可爱的小色拉盘。你有同款的餐盘吗？"一位女士甚至问他是否有盛菜大盘子的复制品，她可以当个人餐盘用。

▷ 知识分子的超级碗

这种碗的偏见似乎很直白，解决方案看似很简单。只需向大家挑明这种偏见，问题即可迎刃而解。

在2003年春天，我们在华盛顿特区给国家科学院就大小错觉暗示的研究做了演讲。听众中一位科学家思考后指出，这些暗示一定更倾向于让教育程度较低者上当，因为"菜碗、挖勺和餐盘当然不可能对一个有智慧、有见识的人吃多吃少产生影响"。

那我们就试试看

我们在一个顶尖研究型大学找了63位聪明进取的研究生，我们在圣诞假期前开了一门90分钟的课，专门讲述关于大小错觉的内容。我们对他们讲解、播放录像、进行示范，甚至把他们分成小组讨论避免被较大的上菜碗"蒙骗"的方法。我们几乎穷尽所有教学方法，就差用跳舞来诠释了。当90分钟的课结束后，他们会厌倦了这个话题、厌倦了讲课的教授、厌倦了上学[14]。为什么？因为这是显而易见的，因为他们有智慧、有见识。

六周之后，我们会看看他们记得多少。

在一月末，我们邀请这些学生去一个体育酒吧参加超级碗聚会，有 40 位接受了邀请。当他们到达后，他们被带进两间房中的一间，去领看比赛时吃的零食。被带到第一间房的学生看到一个桌子，上面放着两个装着 Chex Mix 零食的一加仑（约 3.8 升）大碗。我们发给他们每人一个盘子，让他们随便拿。当他们拿完后，我们请他们填一张关于超级碗广告的简短调查问卷。

他们填问卷时要放下餐盘，而桌上只有一角是空的。他们有所不知，桌布下面有一个秤，会称出并记录下他们给自己拿的零食分量。

在第二间房中，除了 Chex Mix 零食放在四个半加仑（约 1.9 升）的碗里之外，其他都一样。

我们精通大小错觉知识的学生们是怎么做的呢？从一加仑大碗中取食的学生，比起从半加仑碗中取食的学生，多拿了 53% 的 Chex Mix 零食。一个小时后，我们清理了他们的餐盘，这些餐盘底部有标识码。从大碗里取食的学生不但多拿了 53%，而且还多吃了 59%[15]。

没有人可以免于盛菜碗大小的规则，连学这个课题学到恶心的"有智慧、有见识"的人们都不例外。

根本而言，布置餐具时使用错误的餐盘或盛菜碗（大型餐具）

为过量饮食创造了条件。尤其当你面前的食物品种丰富时，它会导致增重的恶果。

▷ 品种丰富的诱惑

阿特金斯（Atkins）关于低碳水化合物饮食概念的热潮。它曾一度非常火爆。大家几乎都在赶低碳水化合物饮食的时髦，或是身边有朋友体验到了奇迹般的效果。在一个低碳水化合物饮食广告中，一个女子甚至宣称这一饮食方案使她"从马戏团演员变成了超模"。它的基本做法是"只要不吃碳水化合物，想吃什么就吃什么，想吃多少就吃多少"。不要吃面包、米粉、意面、土豆或糖，但所有你受得了的牛肉、黄油，还有乳酪西兰花都可以。

阿特金斯节食法开始时是奏效的，因为它使得节食成为一种无意识的行动。它把食物分成坏分子（碳水化合物）和好分子（肉和蔬菜）两种，食物品种很少。

好消息是：阿特金斯节食法有效。坏消息是：只吃肉类和蔬菜很乏味。

资本家搬来了救兵。美国几乎所有热血食品企业都争取给我们更多选择，弥补种乏味。他们推出低碳水化合物的麦片、甜品和啤酒。拉塞尔·斯托弗（Russell Stover）糖果公司甚至提供低碳水化合物的巧克力和焦糖山核桃海龟。作为该节食法的巅峰（或

也许是低谷），与波姬·小丝于1980年一同出演影片《青春珊瑚岛》
（*The Blue Lagoon*）的克里斯托弗·阿特金斯（Christopher Atkins）
则推出了阿特金斯饼干，碰巧用了他自己的姓氏。

阿特金斯节食法早已魅力不再。在过去，食物仅有肉类和蔬菜而已。现在早就有了成百上千种"低碳水化合物"的非肉类、非蔬菜类食物。这种低碳水化合物节食法并未产生苗条又快乐、能轻松减掉40磅的肉食爱好者，而是一直制造出零食爱好者，他们为自己只减掉4磅而纳闷不已。

从西柚减肥法到白菜汤减肥法，限制饮食的节食法一直都有。他们都有两个共同点：能吃的食物品种有限；但是能吃这些食物的量没有限制。它们在某种程度上是有效的，因为人会厌烦吃一样的东西。结果是，他们最终会开始少吃。就好比去吃一个不限量供应的烤牛肉自助餐，你肯定不会比在一个有60种不同食物的自助餐吃得一样多。

增加食物品种，会让每个人都吃得更多。为了验证这个说法，芭芭拉·罗尔斯博士在宾州州立大学的团队已经发现，如果给人三种口味的酸奶，比起只给一种口味，他们的平均消耗量会多出23%[16]。

这种行为源自所谓的"感官特定饱足感"（sensory specific satiety）。换言之，如果我们的感官持续接受同样的刺激，它们会变得麻木或厌倦[17]。

一个极端例子是在肉食包装厂工作的人（更直接的说法是屠宰场）。这些伙计每天上班时，迎接他们的可不是春天般的清新气味。肉食包装厂的气味非常恐怖，你的眼睛会流泪。所幸，一段时间之后，你就不再感觉得到了。这就是为什么在午餐时，工人们可以吃他们的火腿芝士三明治，除了 Velveeta 奶酪的味道之外闻不到任何异味。虽然他们已经"全然"闻不出肉食包装厂的异味，但是他们还是闻得出其他东西的味道[18]。

感官特定饱足感同样会影响我们的味蕾。任何食物第一口的味道几乎总是最棒的。第二口稍欠，第三口再欠点。到了一定程度，我们会对酸奶或蛋糕感到厌烦。但如果增加两个酸奶品种，或往蛋糕上加冰淇淋，我们的味蕾就又恢复状态了。

这就是食品种类多时我们吃得更多的原因。这个观点简单易懂，但却给我们很多启示。如果你试图控制体重，一个显然的启示是，不要每一餐都去宫保园里吃有 2,000 种食物的自助餐。也不要再认为，每一餐理应有四五个不同的菜。还有那些用十来种美味小食来诱惑你的招待会或是聚会呢？明智的做法是，任何一次取食，都不要在盘子里放超过两种食物。要是还饿的话可以再去取，但是品种较少可以使你味觉变得迟钝，最终让你吃的较少。

不过，关于食物品种效应有一点比较奇怪。正如我和同事芭芭拉·卡恩（Barbara Kahn）所发现的，这并不完全与感官特定饱足感有关。我们不但在品种更多时吃得更多，而且会在仅仅以为有更多品种时就吃得更多。也就是说，我们的眼睛使我们相信有更多选择，因而会给自己拿更多食物，而且会尽责地吃光盘中餐。

我们在一些刚开始学习MBA课程的国际学生当中验证了这个观点。作为他们为期一周的新生指导的一部分，学生们应邀观看了电影《珍珠港》（*Pearl Habor*）并得到免费爆米花、软饮和糖果。糖果是软糖豆，有两种装盘方式。一半的电影观众得到的软糖豆装在一个分成六格的盘子里，每一格装着200颗同种软糖豆。一格填满了樱桃味，一格是柠檬味，一格是橙子味，以此类推[19]。

而另一半观众得到的软糖豆也有六种相同口味，但没有按颜色整齐归类，而是混合在一起。你认为谁会吃得更多，是从归类整齐的盘子里拿糖的人，还是从未经归类的盘子里拿糖的人呢？碰到归类盘子的研究生们每人平均拿了12颗糖豆就去观赏电影了。而碰到未经归类盘子的学生平均拿了23颗糖豆，几乎多了一倍。两种情况中，软糖豆的数量和口味都是一模一样的，但是混在一起会让人多拿、多吃将近一倍的量[20]。

食物颜色会如何呢？如果我们不改变食物口味，而只改变其颜色会怎样？比如说，如果我们给两个人大碗的巧克力豆，让他们在看录像时当零嘴吃，会发生什么情况？两个碗的不同之处在于，一个有七种颜色的巧克力豆，另一个有十种颜色[21]。人们大多知道同一品牌的巧克力豆的味道都差不多。颜色不过是添加在糖衣上而已。他们完全不可能吃得不一样多。

但是事实就是这样。拿到十种颜色的人会比他拿到七种颜色的伙伴多吃43颗巧克力豆（99颗比56颗）。他这么做的原因是，他认为品种更多，因而使得他认为自己想吃，而且正常可以吃的巧克力豆数量增多。

在聚会上一个常见做法是，供应少量品种的零食或餐前点心，把它们分放在较小的盘子里，在房间里分发。当时饥肠辘辘的研究生做东时，他们就把这个发挥得像艺术般地绝妙。

这些精于算计的男女主人们不会用三个巨碗装薯片、花生和糖果，而是会把薯片分装在四个小碗里，把花生分装在四个小碗里，把糖果也分装在四个小碗里。这让人以为有更多的食物，而且有更多品种。同样的品种，却产生不同的认知。

我在家里举办了两场MBA学生假期聚会，这似乎是为未来的实验室成员做示范的最佳时机。一个周二的夜晚，餐厅的桌上放了用一加仑大碗装的三种不同零食。我们数了聚会上的人数，称量了最后剩下的零食。第二天，我们给来宾发去电邮，请他们用1~9分给前一晚的零食品种打分（从品种很少到品种很多）。第二周我举办了又一场聚会，这三种零食每个都分装在四个一夸脱的碗里。

哪场聚会里的人可能会吃得更多呢？有12个碗的聚会还是3个碗的聚会？即使食物的量一样，分装在12个碗中让人多吃了

18%。当我们让客人给食物品种打分时，果不其然，他们给12个碗的聚会打分较高[22]。

》微调策略3：自主设置餐桌景象

你可以控制你的餐桌景象，不然你的餐桌景象就会控制你。我们在实验室调整餐桌景象，可以轻而易举地使一个人的进食量减少15%以上。下面是可以着手进行的改变。

● **减小包装盒和碗的尺寸。**倒出食物的包装越大（不管是桌上的麦片盒，还是厨房里的意面），你吃得就越多：就大多数食物而言会多吃20%~30%。怎么才能既买省钱的大号特惠装，又能吃得比较少？把你的超大包装食物重新分装在密封塑胶袋或保鲜盒中，用较小的盘子盛装取食。包装盒越小，你做得就会越少，吃得也越少。盛菜盘子越小，你拿得就越少，吃得也越少。

● **玩点幻术。**用8英寸的盘子盛6盎司的炖牛肉恰到好处。而6盎司盛在12英寸的盘子里，看着就像小份的开胃菜。让视觉错觉为你服务。把超大盛菜盘送去慈善二手店，再去挑选一套足以夸耀的精美中号餐盘。至于玻璃杯，要想瘦，杯要瘦。在不倒满杯子的前提下，倒进宽口杯比倒进窄长杯的饮品通常会多出30%。如果要不时地提醒自己不用宽口杯，还不如把它们给处理掉。

● **当心剩菜的双重危险。**你从冰箱拿出的剩菜越多，你就会吃得越多。如果拿出来的是胡萝卜条，这大概无甚要紧，但是你会拿胡萝卜条吗？剩菜第二个危险？它们暗示你原先做的那一顿饭菜过多（也许已经吃了过多）了。

心里想着健康食物吗？你尽可以不听这三条劝告，这样就会放任大家伙饮食超标。

4

我们身边的隐藏说客

你可以在一周中任一指定日登录 eBay 网，竞拍一个会说话的糖果盘。这些盘子形状各异，但最受欢迎的是粉红猪，背上掏空，用来堆放糖果。这小猪糖果盘可是非同寻常。它有一个传感器，每次有手探进去时都能侦察到。它会抱以明确、持续的"呼噜、呼噜、呼噜、呼噜"声，直到你不再掏摸糖果，或者赌气抽出一根糖果，躲到角落里默默嚼起来。

每个指定日在 eBay 网上的可竞拍呼噜糖果盘只有几个，售价一般约 12 美元。由于价格低廉，它们大概不会有诸如呼噜冰箱、呼噜橱柜、呼噜办公桌之类的一堆衍生产品。这对我们这些心里没谱的吃客而言真是太糟糕了。到处都有隐藏说客设下的圈套，骗我们吃得过多。

▷ "可见食物"的圈套

在我给四年级小学生办的为期约两周的热食午餐食堂里，有一句很傻很天真的玩笑话，当有人狼吞虎咽地吃完一顿丰盛午餐后，有一个小孩会说："你肯定是在用'可见食物'饮食法——因为你把看得见的东西都吃了。"

某种程度上，人们大都采用了可见食物的饮食法。仅仅是看见（或闻到）一个食物，就能勾起我们消灭它的欲望。你觉得自己有自制力，不会吃放在桌上或客厅里的那一小盘巧克力吗？再想想看。

假设我们在一个有很多秘书上班的办公楼里送出精心包装好的好时之吻巧克力盘，作为秘书节那周的个人独享礼物。这些玻璃糖果盘基本都一样，只有一个细微区别：一半是透明的，一半是白色的，未开盖时会完全遮住巧克力。现在试想一下，当每晚秘书们回家后，我们清点他们吃掉的巧克力，再把糖果盘补足，如此持续两周。

我和吉姆·佩因特博士进行了这项研究，而且做得很开心——谁都喜欢免费巧克力。不幸的是，对于努力监控自己饮食的人而言，他们对结果不会那么开心[1]。

我们发现，收到透明糖果盘的秘书往盘中伸手的次数，比收到白色糖果盘的秘书多了71%（7.7次比4.6次）。只要糖果盘在桌上，每一天他们都会多吃77卡路里。一年之内，那个糖果盘可能会让人多长5磅以上的赘肉。有点可怕的是，他们没有人可能知道这些赘肉的来源。

不仅仅是办公桌上的糖果。可见食物的规律一整天都如影随形。在20世纪60年代哥伦比亚大学进行的一系列经典研究中，研究员们把一盘食物（类似小份鸡肉色拉三明治）发给用午餐的食客。有些人拿到透明包装，其他人则拿到铝箔纸包装。在这类研究中，几乎所有拿到透明包装的人都比拿到铝箔纸包装的人吃得更多[2]。

这是什么原因呢？我们吃"可见食物"吃得更多，因为我们会更多地想到它们。每当看见糖果罐时，我们都要纠结于是否要吃一颗巧克力。每次看到，我们都不得不抗拒美味诱人的食物。如果我们每隔5分钟就受到糖果罐的诱惑，这就意味着开始一小时我们要抗拒12次，接下来一小时也是12次，如此往后。最终，其中一些抗拒转变为接受。通常都会用"嗯，好吧，就破这一次例……"之类的说辞。

眼不见，心不烦。看得见，心里痒。

不过，有趣的是，糖果盘和饼干罐的魅惑之歌之所以引人上钩，还有一个更为微妙和深藏不露的原因。只需想想能让你感到饥饿的食物[3]。当我们听到、看到或闻到某种使人联想到食物的东西时（比如用亮箔纸包装的牛奶巧克力），我们就像巴甫洛夫的狗一样（暗自地）垂涎不已。哪怕还没碰到巧克力，我们的胰腺可能已经开始分泌胰岛素，这种化合物用来代谢摄入的大量糖分。这种胰岛素会降低血糖水平，因而让人产生饥饿感。虽说流口水无伤大雅，但分泌的唾液越多，你就越有可能冲动，从而吃得太多。研究甚至表明，越喜欢某个食物，我们咀嚼和吞咽的速度就越快[4]。

但是，我们并不需要看见巧克力才对它念念不忘。我们只要想象它就行了。只需要想着食物——想着要不要去收发室吃一个过期的甜甜圈，或是想着是不是该歇一会儿，走到糖果机那儿"就看看有什么"——就会有相同效果。

举个例子，威尔和乔治两位的格子间靠在一起，而在收发室里有两打过期的甜甜圈。乔治刚来上班时看到了这些甜甜圈，整个上午都想着它们。每隔5分钟，他就会想到它们，每隔5分钟，他都要抵抗诱惑。然而，最终抗拒变得越来越艰难，所以他离开座位去拿一个甜甜圈。不同的是，威尔不知道那儿有甜甜圈，但是他准备去拿邮件。两人在同一时间到达那里。谁会吃得更多些？

明眼人会把宝押在乔治身上。乔治是早有预谋地吃，而威尔则是较为即兴地吃。随时起兴妙在，比起那些想吃东西想了几个小时的人，你最后会吃得比较少（前提是你真吃了）。想得越多，吃得越多[5]。

"隐藏可见食物"的节食法

眼不见心不烦。如果糖果盘放在桌上，你就不得不一直做出悲壮的决定，是否要抵御住诱惑，不去碰整天冲你抛媚眼的巧克力。最省力的方法就是扔掉、拿走糖果盘，或是把糖果换成你个人不喜欢的东西。饼干罐也是一样的道理。你可以让它在当地二手市场上闪亮登场，或是用水果取代饼干。

你也可以利用"看见食物"节食法为你服务。让健康食物更容易看到，而让不太健康的食物难见踪影。用水果盆替代饼干罐。把冰箱里的健康食物移到前排和触目可及的高度。

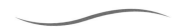

"看见食物"节食法并非一无是处，它也有积极的一面。我在达特茅斯学院当教授时，在经历了新汉普夏一个漫长冬天之后，我和罗希特·德什潘德（Rohit Deshpandé）在春暖花开的季节里验证了这个想法。

汤是一种相当健康的食物，我们希望了解，如果让人非常、非常生动地形容汤，他们在接下来几周内是不是会更想要喝汤。（心理学家管这个叫"预热效应"。）因此，我们邀请了93位参与者就他们最近一次喝汤经历写下详细情况：当天早前发生的事情、汤的种类、配汤的食物、汤的味道、喝汤时的感受，以及用餐结束时对这一餐的想法。描述汤的文字大概有一整页。对另外94位，我们只要求他们写下最近使用一个无关产品的经历。

结果令人惊叹。在研究结束时，那些想过上次喝汤经历的人们预计自己下个月喝汤的量，是未经预热组预计的两倍。

那些我们无法控制的视觉诱惑，比如便利店和快餐店怎么办呢？

我的一位室友嗜好思乐冰，每天下午都会去某个超市。他就是控制不了自己。他说，要是在街角信号灯前减缓车速，他就会鬼迷心窍般地转到超市的停车区。日子久了，他的衣服开始变得紧绷，他决定，如果不能控制自己开车开到超市，那就换个回家的路线，绕过诱惑来源地。如果超市或甜甜圈的魅惑力太难以抗拒，这儿有两种做法可选：要么把自己绑在方向盘上，要么不要开车经过它们。

菲尔·麦格劳（Phil McGraw）博士在他的书《体重控制终极方案》（*The Ultimate Weight Solution*）描述了他自己厨房的魅惑力[6]。

每天下班回到家时，我总是饥肠辘辘。很久以来，我都会从厨房外的门进家里。我会反复告诫自己不要在晚餐前吃零食。这种意志力时而成功，时而失败。当我在厨房里溜达时，诱惑随处可见，我会开始随意拿垃圾食品。它们某天可能是盘子里的饼干，第二天可能是巧克力蛋糕，或是其他我飞快吃掉的食物。我一轮（更恰当的说法应该是"一站"）塞进嘴1,500到10,000卡路里的零食，冲澡，然后还坐下吃全套晚餐，这种事是不足为奇的。

解决方法？他改变路线，不从后门，而从前门进房。还有人效仿警方罪案现场的招数，不用餐时把厨房门口用"请勿入内"的胶带封闭起来，但这对大多数人太过激了。避开"可见食物"饮食的诱惑有两个基本对策：移开可见的食物；不能移开它，就绕开它。

▷ 便利度：你愿意为了一块焦糖走一英里路吗？

在最有名的食品心理书籍之中，有一本书的名字，是自有出版物以来最出名的、最惊世骇俗的名字之一。《肥人与硕鼠》(*Obese Humans and Rats*) 由哥伦比亚大学已故杰出教授斯坦利·沙赫特 (Stanley Schachter) 和包括朱迪思·罗丁 (Judith Rodin)、彼得·赫尔曼 (C. Peter Herman)、帕蒂·普利纳在内的一群聪明研究者撰写而成[7]。它是对人类（及鼠类）进行数千小时研究的集大成之作，表明了许多让老鼠肥胖的因素同样可以导致人类肥胖。

如果用一句话概括该书内容，应该是这样的：越麻烦，吃得就越少。笼中的白鼠如果要按一个小喂食杆10下会得到几颗食物的奖励，它们就会经常吃。如果它们必须按100下，就会懒得多吃了。

我们也是如此。如果非要按小取食杆100下才能得到一个纸杯蛋糕，我们同样也不会多吃。要是我们必须穿越一个漫长的迷宫才能拿到一桶巧克力曲奇冰淇淋，我们往往会觉得不值。

需要花费很多精力获取或准备的麻烦食物对于过度肥胖者的影响似乎更甚[8]。沙赫特的团队在一项研究中邀请人们来到他们的办公室参与研究。参与者一到现场，研究员就会佯作有事走开。在出门时他会说："我必须要快速处理一些事情。桌上有些杏仁果。请坐下随意吃点。我15分钟后就回来。"在半数情况中，杏仁是有壳的，在半数情况中，杏仁是剥了壳的。

当研究者离开后，体重正常者一般会吃一两颗杏仁，无论是否有壳。而胖人则不是这样。他们通常只会吃已经剥了壳、吃着不费力的杏仁。如果杏仁还是带壳的，胖人们一般不会去动它们。

即使所有人进食时间和进食量都受制于环境，有些人受到的影响会比其他人大。不过没有人可以免受食物便利度的控制。我们再以伏案工作的秘书们为例。

还记得我们在他们桌上各放一盒装满30块好时巧克力的糖果盘，以庆祝秘书节那一周吗？我和吉姆·佩因特对另一群秘书做了类似的事情。只不过这一次，我们给每个人带盖子的透明糖果盘，并且会轮流放在他们办公室中的三个地方。第一周，某位秘书会在办公桌一角发现糖果盘。下一周，糖果盘可能在左手最上面的抽屉里。最后一周，它也许会在办公桌两米之外的文件柜上。其他秘书拿到巧克力的顺序有所不同，但是这三个地方总是一样的：桌子上、桌子里、离桌子两米之外[9]。

现在你可以预测一下事情的结果。如果巧克力现成地摆在桌上，秘书每天一般会吃9块左右。这就是每天多摄取了225卡路里。如果要花工夫打开桌子抽屉，每天就只吃6次。如果需要站起来走两米才能拿一块巧克力，每天会只吃4次。一个因纽特人觉得，花工夫去找杧果大吃一通很不值得，我们同样也不总觉得费力走两米拿块巧克力是值得的。这个基本原则就是便利度。

不过，这里可能还会发生其他情况。研究结束后，当我们与秘书们交流时，很多人提到，糖果与自己之间的两米距离，使得他们有足够时间反省自己是否真的想吃。这给他们时间说服自己不再吃巧克力。当巧克力的诱惑伸手可得时，从冲动到行动的时间间隔短得可以忽略不计。

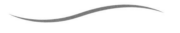

用筷子吃中式自助餐的测试

用筷子吃饭对美国人来说可能是麻烦事一桩。人们会吃得更慢，每口吃得更少。这就是节食者常常被嘱咐用筷子吃饭的原因。大家认为，谁在中餐馆吃饭时更有可能用叉子呢？体重正常者还是过度肥胖者？

我们决定一探究竟。我们在加州、明尼苏达州和纽约观察了吃中式自助餐的100位体重正常的食客和100位肥胖食客，留意他们用筷子还是刀叉吃饭。

在用筷子吃饭的33位食客中，有26位是体重正常者，只有7位是肥胖者[10]。

做这样一个用筷子吃中式自助餐的测试。下一次去中餐厅时，注意一下谁在用筷子吃饭，而谁手上拿着叉子。

　　我们回头再看沙赫特的白鼠。在一系列精妙实验中，研究者在一大间房子里放了很多体操平衡木，它们连成了迷宫的样子。在一根平衡木的顶端，有一个装着白鼠爱吃食物的容器。在另一个平衡木的另一端有一个白鼠做窝的盒子。每当白鼠饿了，它会溜达出来，在平衡木上穿梭，直到吃饱为止，然后再溜达回自己的白色城堡。啊，不过为了添些趣味，研究员会定期在空中添加一种猎鹰的气味。这样，白鼠因饥饿难耐而要觅食的便利程度就大为降低（风险则大为上升），因为它要迅速跑到食物旁，飞快地吃掉并跑回去，还要全程留意天上的动静。当他们在空气中加入猎鹰气味时，白鼠去觅食的可能性大为减少，而且当它去的时候，吃东西的速度要快很多，而吃的量少很多。虽说我们在去冰箱的路上并无猛禽挡道的危险，但是这个研究说明，我们生来喜爱便利食物，可能是事出有因的[11]。

　　食堂研究说明了这一点，它不牵涉到白鼠（但愿如此）。在食堂，正如在家里一样，取食的便利度几乎决定了我们吃或不吃。如果午餐时需要单独排队买糖果、薯片，人们就会少买[12]。如果色拉台离餐桌很远，他们就会少吃色拉。这不奇怪。

　　但是，即便是对于我们爱吃的糖果和冰淇淋等食物，我们愿意花的精力也是有限的。一个食堂做了个测试，有些天把冰淇淋冷藏柜的玻璃盖子关上，有些天则开着。冰淇淋冷藏柜的位置完全一样，而且人们总能看得到冰淇淋。唯一不同的是，他们是否需要花工夫去打开盖子拿到冰淇淋。即使是这样，不少人都嫌太麻烦。在盖子关着的情况下，只有14%的食客愿意稍费功夫去打开它；而在盖子打开的情况下，30%的食客都觉得是时候来点冰淇淋了[13]。

如果连打开盖子这点努力都会让很多人对吃冰淇淋望而却步，那为什么家电公司不制造无盖冰淇淋冷柜呢？这种冰柜确实有了，而且在欧洲很多热门旅游区都很受欢迎。爱吃冰淇淋的欧洲人研发了底部制冷的冰淇淋柜。由于冰柜上没有盖子，去拿、买、吃冰淇淋的障碍就少了一层，而阻止我们从容考虑是否真心想要冰淇淋的障碍也少了一层。

便利度规则甚至适用于牛奶和水。在军队里，脱水可能产生致命后果。军方不停地研究提高水分摄取的方法[14]。在一项军队食堂的研究中，当水壶放在每个餐桌上时，士兵喝水量几乎是水壶放在边桌上时的两倍（多了81%）。当牛奶机在四米之外时，他们喝牛奶的量比牛奶机在八米外时多了42%。

正如一只白鼠宁可吃味道一般的饲料丸，也不愿意冒险跑远路吃美味饲料丸，我们也学会宁可吃方便的微波爆米花，而不去吃比较麻烦但更美味的现烤爆米花。就好比因纽特人不吃芒果一样，印加人的烹饪书里从不会有海豹肉的做法。这些食物不是随手可得，获取起来太麻烦了。

▷ 仓储会员店之祸

谁不爱优惠？许多仓储会员店都很棒，每年支付35美元左右的会员费，就能成为专属会员。虽说它并不能给你带来本地高尔夫乡村俱乐部会员一样的荣耀感，却更加实惠。也许你进不了俊男靓女如云的游泳池，或是精心修剪过的高尔夫球场，但是你可以买到成桶的椒盐卷饼，或是整盘的烟熏三文鱼。没有高尔夫球车，但有那种小型平板车，你能推着到处走，装货装到摇摇欲坠的高度。

但是，仓储会员店却有一些暗藏的祸害。会员卡确实有优惠，但是想一下，如果一个人花35美金付了年费（比如我，已经20多年了），紧接着会发生什么？本能反应是在店里四处奔跑，就像电影《音乐之声》（*The Sound of Music*）里的朱莉·安德鲁斯在田野里奔跑一样，买够东西以"值回"会费票价。要是买48瓶装的调味气泡矿泉水可省5美金，那只要往手推平板车上装7个48瓶套装，就能赚回会费了。

所以第一个祸害是过度消费，甚至买我们不需要的东西（"我不知道这是什么东西，所以我只买三件"）。第二个祸害见效稍晚，是当我们采购完大批食品回家之后。大部分的批量食品装在单开口的大型容器中（比如5磅的桶装椒盐卷饼），或是组合套装（比如48包的速食麦片）。

考虑一下这些大型包装容器。我们已经知道容器大小与食物消耗量有关系，你明白，在开始的一周内你从这些大型包装里吃掉的东西会多很多。接下来你会逐渐减缓速度，因为你开始吃厌了那种食物。接下来会发生什么呢？这些食物会成为"食品柜的弃儿"，逐渐被移到橱柜深处，最终被丢到地下室或储藏室，或是冷藏柜、冷冻柜最深处的角落里[15]。眼不见，心不烦。最终，到春天清理冰箱时，你决定扔掉那些食物。买5磅省了5块钱很合算，但是最后扔掉两磅就不太合算了。

现在再看看那些套装组合。家里有48件装的几乎任何食物都在两方面对食物消耗产生影响。第一个是所谓的"突显原则"，这些48件的套装食品常常很碍事。你好像处处都能看到它们，打开食品柜它们会掉出来，它们堆放在料理台上，而且还挡住了其他食物。它们显眼的后果是，你吃这些食物的频率会比正常情况下多得多，尤其是方便吃的食物。每当你想吃点零食时……它们就在眼皮底下。

我们吃这些食物速度很快的第二个原因，还是与前面说到的那些"规律"有关。假设你的食品柜里通常有两三盒早餐麦片。如果你发现只剩一盒了，就表示要再买了。但是如果有一天你发现自己有12盒，往往会吃掉它们，让食品柜里有"恰当"的盒数，这样就有空间放其他食物。

我与营销学教授皮埃尔·尚东搭档进行了一系列的研究，结果显示，仓储会员店的危害一般在购物后一周内显现出来。我们在新汉普夏招募了一些仓储会员店的会员，给他们装满免费食品的购物篮，其中有些分量较大，有些分量较小。它们包括曲奇饼干、薄脆饼干、糖果、果汁、拉面面条和微波爆米花。然后我们跟踪观察了这些会员在接下来两周内消耗这些食品的速度[16]。

在第一周，他们吃掉这些囤积食品的速度比通常速度快了将近一倍。但是到第一周结束时，他们开始觉得乏味，不再那么频繁地吃它们。这段时间过去后，这些食品都会消失，他们要么吃厌了，要么由于过期而扔掉它们。

量贩店购物更合理的做法:

- 把超大包装的食品重新分装在较小的袋子或是保鲜盒里。

- 藏好多余的食品。如果你买了144包微波爆米花，放几包在食品柜里，把其余的收藏好——放远点，地下室或是橱柜最深处。让取用它们变得很麻烦。

- 再次封装。用胶带把一包薯片封起来，比起用容易打开的夹子来说，更令人望而却步。

对于采购食物，量贩店真的很合算吗? 你在收银台付款时当然省了钱，但要是你最终因过多采购而不得不扔掉食物，那省下来的钱大都又浪费了。如果你在食物变得索然无味后还接着吃它，仅仅是为了——呃——"吃光它"，这同样对你并无好处。最后，你最终可能会因为吃一种自己甚至不喜欢的食品而增胖。

❯❯ 微调策略4：让过度饮食成为麻烦，而不是习惯

记得我们把糖果盘拿到离办公桌两米外时那些秘书的反应吗？他们少吃了一半。要去拿巧克力稍微麻烦些，这个两米的障碍使得他们有机会重新考虑自己是否真心想要巧克力。这给了他们一个犹豫的机会。下面是获得犹豫机会的几点提示。

• **盛菜的盘子放在厨房或是餐柜里**。跟那些不知不觉地去拿糖果吃的秘书一样，我们对于眼前的菜碗也会有同样的反应。把它们拿开至少两米，给了我们机会问自己是否真的那么饿。用色拉和蔬菜来替代。一定要把它们稳稳地置于桌子当中的显眼位置上。

• **让诱人的食物"不太便利"**。把这些诱惑送到地下室最远的角落里，或放在一个难够到的橱柜里。重新封好包装，用铝箔纸把最可口的剩菜包好放在冰箱或冷柜深处。

• **只在餐桌边、用干净的盘子吃点心**。这样，要是突然想吃东西，取食和清理会不太方便。

当然了，更好的做法是一开始就别把那些冲动食物带进家门。在购物前先吃饭，列个清单，然后只需逛商店里的边缘地区。那儿是卖新鲜食品的地方。

5

无意识饮食脚本

约翰一身疲惫地下班回家后，他丢下随身物品，走进厨房，寻找点心，边吃边走到电视机前。要是问他为什么，他迟疑后说道："这是我的老习惯了。"

我们进食时，往往会按照饮食脚本行事。我们经常会遇到一些食物情境，以致我们不知不觉地培养了搜索食物的行为模式或习惯。饮食脚本像是我们饮食习惯的冰山。对有些饮食脚本我们心知肚明，但它们更多的是隐藏在日常活动的表面之下。不管我们对它们是否了解，它们都有可能攻陷我们的美好愿望。这里有一些常见的脚本：

早餐：打开报纸，不断给碗里添早餐，吃到报纸看完为止。

正餐：吃完盘中的食物后继续添菜，直到其他人吃完。

零食：找想看的有线电视影片，做爆米花。

我们都有自己的早餐脚本、零食脚本、餐厅脚本、饮料脚本、烹饪脚本、清盘脚本等。我们也有告诉自己停止进食的脚本。事实上，如果去问一些人停止进食的原因，只有一些人会说："我饱了。"其他一些人会说自己停止进食是因为没时间了，或是吃饭的同伴吃完了[1]。还有一些人会说自己停止进食是因为食物没了，电视节目结束了，或是看完了手中的读物。这对我们的腰围是危险的。如果我们消灭完食物，或是看完报刊后才能停止进食，那么一盒家庭装糖霜麦圈和周日报纸可不是什么最佳组合。

此时，改造周围环境就能发挥作用了。我们可以把增重脚本调整为减重脚本。我们能够化敌为友。让我们先从家人和朋友做起。

▷ 家人、朋友以及胖友

生活的一大乐趣是和亲朋好友分享美食。我们并不总能意识到家人和朋友对我们饮食生活的强大影响力。当我们与喜欢的人在一起时，往往会忘掉自己吃了多少东西。我们会比往常吃得更久，在吃的快慢和吃的多少上，我们会跟着其他人的节奏。

为什么与其他人一起进食让我们记不得自己吃了多少呢？聊得正起劲时，我们会忘记自己吃了两个还是三个面包卷，或者吃了两份还是三份意面。我们跟朋友或家人相处甚欢，老想着注意进嘴的食物显得很奇怪。我们知道自己吃了东西，但是不知道吃了多少。

与喜欢的人在一起时，我们吃饭的时间往往会比独自吃饭要久。我们很尽兴，想要分享趣事。更何况，好的用餐礼仪是要等到大家都吃完后才离开餐桌。从某个时间开始（显然是上了中学后），我们就养成了十足的同情心，不想让别人独自吃饭。所以我们就会再多吃几口色拉，或是再啃一块面包。也许我们准备跟着其他一些人吃甜点。吃饭如购物：在购物中心待得越久，买得越多。同样，在餐桌上待得越久，往往会吃得越多。

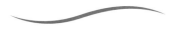

重写用餐脚本

- 争取成为最后开始吃饭的人。

- 吃饭速度向餐桌上吃得最慢的人看齐。

- 总在餐盘上留点食物，好像自己还没吃完，以此谢绝"就再来一份"的请求（或是诱惑）。

- 用餐前预先规划好要吃的分量，不要在用餐过程中临时决定。

心理学教授约翰·德卡斯特罗（John DeCastro）已经证明了这种大快朵颐的模式非常明显，几乎可以估算得出来。如果你与另一位一起吃饭，比起你独自吃饭，平均会多吃35%。如果你与7人以上的一群人一起吃饭，比起你在另一个房间的感恩节卡座独自吃饭，会多吃将近一倍（96%）。如果你预订的是四人餐位，那多吃的量正好居中，比预订一人位要多吃75%[2]。

我们的朋友和家人设定了用餐节奏，以此影响我们。当我们和其他人在一起时，通常会模仿他们的用餐速度和用餐量。在一些有关零食的实验中，某人应邀前来享用作为午后点心的曲奇饼干，他们会"意外"发现自己与另一个也是过来用点心的人在一起。他们不知道，另一个人其实是卧底的"节奏把控人"，已经私下被要求吃六块，或三块，或一块饼干。我们会一直发现，节奏把控人吃的饼干越多，那位蒙在鼓里的吃客吃的饼干也越多。节奏把控人吃一块，那个吃客就吃一块。主导者吃六块，那个吃客会吃五块或六块[3]。

研究者在另一个巧妙的实验中设计了一系列午餐，它们主打三种基本美式食物：披萨、曲奇和软饮[4]。应邀前来的参与者首先应邀独自用餐，在另一个场合中他们则被置于四人或八人的群组中。

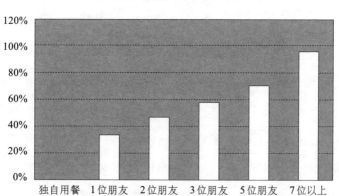

朋友让你多吃了多少

当人们独自吃饭时，有人吃得很少，有人则吃得挺多。有趣

无意识饮食脚本 | ❯❯

的是同一个人与其他人共同用餐时的行为。在四人组或八人组中用餐时，少食者会多吃，而多食者会少吃。这又牵涉到规则的影响力了。人数多的群会设定自身披萨消耗量的规则。如果其他人都吃三片披萨，即使你只准备吃一片，也可能会不由自主地嚼起第二片来。类似地，如果你平常会吃六片，你可能会放缓速度，难得地表现出节制，只吃了五片。当你和一群人一起用餐时，其他人的平均用餐量暗示了你恰当的用餐量。这种节奏对我们起着微妙的影响。

怎样利用这个知识呢？如果你在努力减肥的话，就要跟那些阿特金斯节食法的粉丝们一起去吃午饭，而不是一群打算吃三倍芝士厚底披萨的吃货。同样，要坐在慢慢吃饭的人旁边，他们能帮助你从容地吃饭，而不是那些吃得飞快、像是在12人大家庭长大的人们。

假设说，你有一个小时吃午饭。你可以选择一人食或跟大伙儿一起吃。如果你在努力减肥，你应该怎么做？

这要看情况。如果你平常饭量大，就应该跟大伙儿一起吃。如果你饭量小，就得一个人吃。

同类人会吃在一起。这也许是伴侣和家庭成员体型接近的一个原因。也就是说，一些家庭的成员很瘦，一些家庭的成员却非如此。一家子人要是大多偏胖，那么他们的饮食频率、分量和时间会给试图减肥的家人增加压力。体重也许可以遗传，但也可以传染。

93

▷ 男子汉的饮食脚本

跟其他人一起吃饭时是否总是会多吃呢？并非总是如此。人们吃工作面试午餐时，或是与不熟的客户、上司一起吃饭时，往往会吃得少，因为他们会感到不自在，同时想要留个好印象[5]。约会也是个特殊情况。

在我们进行的看电影吃爆米花的实验中，有一次我们特别挑出恋爱的情侣们，询问他们是否注意到看电影期间自己吃了多少爆米花。我们也称了他们的爆米花桶，看看他们吃掉的分量。

如果看电影时留心自己吃了多少，比起随意地大吃大嚼，你会吃得更多呢，还是更少？貌似合理的答案是，你会吃得更少，而且实际上在我们的实验中，女性的情况确实如此。约会的女性越是确定自己注意了吃零食的量，她吃得就越少。

但对男性来说却并非如此。实际情况恰恰相反。一个男性越是表示自己注意了吃零食的量，他吃得就越多。这似乎毫无道理，除非考虑了性别角色和性别预期的影响力。

这些实验中的女性同样会表示，"吃得太多"会被认为不够淑女。男性则完全迥异。对他们而言，拥有健康的胃口（或者像有人会说的"贪婪"）是男子气概的象征。在我们的后续调查中，有人甚至用了"威猛"或"孔武有力"这样的字眼。

因此，男女约会时的饮食脚本是相反的。女人们认为，吃得少更招人喜爱、更淑女。男人们则认为，展示自己有着贪婪、健康的胃口会显得很威猛、很阳刚，真男人就该这么吃。他们有些人会比通常吃得更多，因为他们觉得豪迈大吃的举动能够令女友刮目相看。

设想一下布拉德和巴布两人约会去吃饭、看电影。在影院实验后，我们写了关于同一类约会的两种描述，只是在一个版本中，布拉德吃了"几把"爆米花，在另一个版本中他把爆米花"几乎吃光了"。70位大学男生拿到了第一个故事来看，另外70位则拿到了另一个故事。我们用一些让人分心的细节讲述了布拉德的其他情况和他在约会时的表现，尽管如此，读到布拉德几乎吃光爆米花那个版本的男生，与读到他只吃了几口的男生比，一致认为他更强壮、更主动、更阳刚。

接着我们又更进一步。我们问道："你们认为布拉德做平板卧推可以做多少磅？"如果他吃光了爆米花，我们的参与者估计的卧推重量平均多了21磅[6]。

那么，布拉德这种猛男大胃王的做派打动了女士们吗？我们对140位大学女生做了同一个调查。虽说吃得豪迈的布拉德得到了男性读者的钦佩，而女士们却不为他的魅力所动。她们不觉得他比"只吃几把"版的布拉德更强壮、更主动或更阳刚。他也不会是更擅长平板卧推的壮男。

男人要赢得芳心可以有很多方法。看电影时吃光所有爆米花，大概可以从我们的清单里划掉了。

▷ 大吃大喝看电视

以下现象在社会科学中几乎是确凿事实：经常看电视的人比不常看电视的人更有可能超重。看电视越少，他们就越瘦[7]。他们是14岁还是44岁并不重要。他们看的是网络电视还是有线电视，美食频道还是汽车频道也不重要。看电视时间增加，体重随之增加，这是有充分道理的。看电视看得多的人锻炼得少，而且吃得多。大人和小孩在看电视时通常都会吃更多的零食，他们即使不饿也会吃[8]。实际上，看电视吃零食的人，比不看电视时吃零食的人自我感觉更不饿[9]。

电视对饮食有三重危害。除了让人贪吃之外，它还会害你不注意自己吃了多少东西，使你吃的时间过久。这是一个预设的、惯性的仪式：我们打开电视机，坐在自己喜欢的位子上，嘴巴馋了，然后去拿零食。吃吃喝喝，让我们手上有事可做，它让我们忙着边吃边关注电视剧剧情，并发出相关疑问："还有什么节目？""我看过这个吗？""《摩登原始人》(The Flintstones)是真人真事吗？"并且，因为胃不会算数，我们越关注所看的节目，最终更加会忘掉自己吃掉多少食物[10]。

我们的实验室在一个周末邀请了一些学生过来观看电视剧

《哈扎德县》（*Hazzard County*）的试播集，它是《正义前锋》（*The Dukes of Hazzard*）的衍生剧，只不过少了些追车镜头、剧情简单些。我们给他们播放了半个小时或是一整个小时的节目。我们给两组中的每人都发了一大碗爆米花、一大盘嫩胡萝卜。他们看电视时间越久，吃得越多。事实上，看一小时电视比看半小时电视多吃了28%。这里也有好消息，就是他们吃胡萝卜也略微多些（11%）。这么看，时间是不挑食物的。

好吧，电视能让人发胖。但是我们更爱文字的朋友们也并不安全。要是他们在看报纸社论版的时候添了一碗早餐麦片，报纸会使得他们愈加发胖。如果你在读本书这一章节时忍不住要去拿零食吃的话，这本书也会使你愈加发胖。

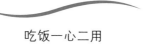

吃饭一心二用

你曾经在驾车穿梭于车流中时吃早饭吗？这叫作"仪表盘用餐"，路上这样吃饭的人比比皆是。吃饭时一心二用，即边吃边做其他事（比如驾驶、工作、看电视或阅读），这是很常见的。最近我们对1,521位民众的调查显示：

91%的人在家通常边吃饭边看电视

62%的人有时，或是常常忙得没时间坐下吃饭

35%的人边工作边在办公桌上吃午餐

26% 的人经常在驾车时吃东西

任何分散我们对食物注意力的事情，都使我们更有可能不自觉地多吃。仪表盘用餐者和办公桌用餐者不一定是过度好强，倒更有可能过度饮食[11]。

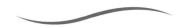

收听收音机也是一样的道理。在一项研究中，午餐时间收听广播推理剧的人会比不听的人多吃15%[12]。基本规律就是：所有要分心的事情都会使我们吃东西、忘记吃掉多少东西、延长吃的时间，甚至在我们并不饥饿时。

所有的饮食脚本都是由习惯力量强制执行的。保罗·罗岑(Paul Rozin) 通过一个巧妙的研究展示了，失忆症患者在先前已经吃过一顿饭后30分钟内，如被告知午饭时间到了，会再吃一次完整的午餐[13]。即使他们在身体上不可能是饥饿的，只是认为吃饭或零食时间到了就能促使他们进食。

这种借助钟表判断饥饿时间的趋向，对超重者们似乎尤显强烈。已故的斯坦利·沙赫特做了一次偷拍研究。他和他的团队让肥胖者和体重正常的个人待在无窗的房间里一整天，海量供应食物。在房间里有一个钟被故意调得比正常的钟快。早上10点时它会指向中午的时间。体重正常者通常会依赖于"内心的钟表"，只在饥饿时才吃，而肥胖者常常会关注墙上的钟。如果钟指向12点，那就该吃午饭了。如果钟指在6点，就该吃晚餐了。肥胖参与者的饭菜分量跟体重正常的参与者是一样的，但在实际情况中，他们吃饭的频率要多得多[14]。

▷ 慢速意大利菜和快速中国菜

明天晚上你打算在哪里吃饭呢？意大利花园还是中国庭院？不管你点了什么菜，你选择的餐馆会对你的吃饭时间、速度、进食量产生影响。意大利花园有柔和的背景音乐、淡雅的原木色调和烛光。在中国庭院迎候你的是明亮的荧光灯、随意的红黄色装饰，以及沙哑的扬声器中播放的略吵闹的老上海歌曲。如果你在节食，该选哪一家？

肯定的回答是"要看情况"。

餐厅气氛如果让你待得更久（因而点得、吃得更多），或让你吃得更快的话，就会导致过度进食。要在烛光和间接照明中狼吞虎咽并不容易。柔和的光线会使我们心平气和，让我们感到舒适和自在。我们会逗留得久些，以致破例要一份甜点或再来一杯饮品。与之相反，在明亮的灯光下，我们往往会囫囵吃完就走。这可能意味着，当我们觉得饱了时，已经吃得过多了。

音乐起到的效果类似。当音乐柔和、有种怡人的亲切感时，我们会更开心、更放松，也更有可能留得更久。要是音乐太响、或是让人烦躁，你就会想尽快走人。

我们如何知道会如此？几年前，市场营销学教授罗纳德·米李曼（Ronald Milliman）在德州的达拉斯地区内进行了一个有趣的研究。他说服一家不错的餐厅就晚餐背景音乐进行实验，测试节奏欢快和柔和舒缓乐曲的不同效果。餐厅老板很容易就被说服。该餐厅在周末人满为患。要是播放快节奏音乐能在不减少利润的前提下使得"翻桌"速度更快，那就该选快节奏音乐。在八个星期的周末，他们在快歌和慢曲之间切换，米李曼跟踪了该店1,392位顾客吃饭的时间和花费[15]。

餐厅老板、服务员、食客们，且听我仔细分解。在餐厅中播放愉悦、舒缓、亲切的音乐，会让食客们比快歌之夜的食客多逗留11分钟（总共逗留56分钟）。虽说听慢曲的食客花在食物上的费用并没有更多，但是他们的平均酒水花费却超过了30美元，远超快歌组食客的21.62美元。轻音慢乐值几何？每桌的酒水收入上平均增长了41%。

如要是你指望去明快、喧闹、装饰着红金叶子的中国庭院餐厅吃一顿苗条轻食的话，就得预先留意了。在这一类餐厅环境中，你往往会吃得更快。而且，因为你"加速进食"，你可能会比预想的吃得更多。记住20分钟规则：等到你的胃发出"饱"的信号时，你不但早已吃饱，而且又多吃了一盘自助餐了。

这些对餐厅设计者来说并不是新鲜事。快餐店希望你来如风去如电，这样更多客人可以坐你的位置。他们的装修有利于快速用餐：明亮的灯光、大量硬平面用以反射大量噪音以及对比度高、刺激性强的黄红配色方案[16]。

在诺曼底餐厅或乔·甘茨牛排馆里的白色桌布晚餐又如何呢？可以肯定，灯光是幽暗的、音乐是柔和的、色调是淡雅的，而且服务生全程很周到，推销着甜点和酒水。也可以肯定，你点的、吃的会超过预料。

有些人认为，我们在高档餐厅久留并吃得较多，是食物太好吃的缘故。他们认为，食物品质比餐厅氛围更重要。不出意料，这个说法也被测试过了。

餐厅规则：多些享受、少点进食

- 如果面包篮放在桌上，你就会吃面包。要么提前请服务生拿走，要么把它挪到桌子另一头。

- 分量一般很足，把主菜分一下，一半打包带回家，或者只点两份开胃菜。

- 虽说柔和的音乐和烛光会让你更享受用餐的过程，要记住，如果在此地久留，它们会让你吃得更多，而且让你受不了诱惑，点了甜点或再来一杯酒水。

- 如果你想吃甜品，看看有没有人可以与你分享。甜品最好吃的就是开始两口。

- 定下"任选两种"的规矩：从开胃菜、酒水、甜点之中任选两个。

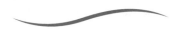

在电视节目《20/20》关于"分量的变量"一集中，我的食品与品牌实验室在伊利诺斯的香槟市的哈迪斯连锁店进行了一次灰姑娘变身式的改造[17]。餐馆大厅里灯光明亮、色调明快、声音嘈杂，是典型的快餐店风格。但是我们选了原先一间单独的吸烟室，在里面摆放了植物、布置了油画、安装了窗帘和间接照明，而且在餐桌上铺上白色桌布，放上蜡烛。我们最后给房间进行隔音，并播放起和缓的爵士乐，就大功告成了。当吃午饭的顾客到达哈迪斯餐厅时，他们一如往常地点单。他们走到柜台前，看着菜单公告牌，通常会选择一个三明治、薯条加饮料的套餐，饮料可以在柜台左侧的饮料机上任意续杯。

在每组顾客（通常是两人或四人）点好单后，他们或被带到大厅里就座，或被领到改造过的餐室中。他们被告知，这是餐厅正在尝试的新做法。如果他们被带到改造的餐室里就座，会有人把他们的食物送来，服务生会常常过来给他们添加饮料，询问他们是否需要其他食物。

即便大多数人是用午休时间吃饭，需要回去上班，在放松氛围中的食客比在大厅用餐的食客逗留和吃得更久，平均多出11分钟。虽然改造屋里的食客常常会点甜品，他们会以少吃色拉薯条、少喝饮料来平衡。他们吃完午饭后，比在嘈杂、明艳的大厅用餐的食客，会觉得食物更美味。他们还认为自己在本月内更有可能再来。

白色桌布餐厅的烛光和轻柔的音乐，跟街边的快餐连锁店中大红亮黄壁纸一样，都不是偶然之作。这些视觉和声音效果不但是有预谋的，而且它们在餐厅里起到重要作用。我们另一个感官也是如此。

▷ 跟着鼻子走

如果你在费城开车经过第35大道和市场大街路口，很难不注意到大街南侧的巨大黄铜鼻子和嘴唇。看上去，像是有人去了总统山，给乔治·华盛顿的鼻子镀上青铜，然后乘人不注意，用喷枪把它割下来，搬到了费城西部。

这是蜚声国际的莫耐尔化学感官研究中心所在地。它同时也是数百只关在笼中的小白鼠和数十位关在实验室里的白衣科学家的所在地。研究中心擅长的众多领域之一，是研究嗅觉和味觉对人们食物偏好的影响[18]。比如，莫耐尔的研究员朱莉·蒙耐拉（Julie Mennella）和盖瑞·比彻姆（Gary Beauchamp）证明，只要让孕妇在孕期最后三个月喝胡萝卜汁，她们的宝宝在数月之后喜欢吃胡萝卜味麦片的程度就会大幅提升[19]。

　　商家早就知道，气味与味觉和食欲是有联系的。考虑一下我实验室里的研究员所谓的"肉桂卷效应"。成功的市场营销是要激发美好的联想和回忆，而气味是与回忆密切相关的。肉桂卷就是这样一个铁证。买肉桂卷的店铺设在不卖食物的店铺旁，这样就没有东西抢它的味道。结果，你走在商场里本来很自在，但只要闻到空气中飘来的第一丝肉桂卷的迷人香气，你就上钩了。

　　你要么就得像在水下游泳一样屏住呼吸，一直走到喘不过气来，要么就非得停下尝一个。这个气味在2003年赚了大约2亿美元的销售收入[20]。

　　法国人喜欢说"先用眼睛品尝"，可鼻子才是让胃蠢蠢欲动的原因。要是上次感冒让你将信将疑，就试着吃点你真心喜欢的食物（比如新鲜出炉的饼干），然后捏紧鼻子。它们的味道并没有那么好。当然，反之亦然。当小孩子不得不吃自己讨厌的东西（比如南瓜、肝脏或是泡腾片）时，他们会捏住鼻子把它吞下去。

　　气味可是个大生意。有些公司能够存活，只是因为它们能在塑料里混入香味（它们用了一个奇怪的术语"灌注"）。这是因为，食物中加入香味不一定可靠。有时候香味不持久，有时候会影响食物本身保质期的稳定性。但如果在包装里混入香味，情况就不同了。某一天，当你在加热可微波的冷冻苹果派时，就能闻到浓郁的苹果派香味。即使你闻到是容器的味道，但你还没把叉子插进去，就迫不及待地要享用那块苹果派了。然而，气味会让你吃得更多吗？

为了检验这个问题，我们请24个人在三周的每周三吃一顿免费早餐。在这三周，每人所吃的燕麦分别用三种不同的碗装，他们吃到的顺序不一样。在第一周，有些人拿到的是普通碗装的普通燕麦。第二周，燕麦装在一个塑料碗里，塑料是特制的，有肉桂葡萄干的气味。最后一周，他们拿到的是灌注了奶酪通心粉味的碗。我们想要了解人工添加的香味是否能改变人们的进食量。

这个研究，是我与阿曼德·卡德罗一起在马萨诸塞州纳提克美国陆军研究实验室进行的。研究目的是要发现，我们能否刺激被调集作战的野战部队提高食物摄取量[21]。当部队被调集时，官兵轻易就能消耗3,000到6,000卡路里的热量。他们需要吃大量食物。但在这些情况下，各种气味（比如柴油味之类的味道）会让食物味道不太合胃口。我们改进气味的工作旨在克服这些刺激性的气味。

第一步是要观察它们在更平常的环境下是否有效。这种环境指的是，一个人们不必闻着柴油味、戴着钢盔吃早餐的实验室。

我们发现，气味的影响很大。味道平淡的燕麦平添了香喷喷的肉桂葡萄干味后，人们吃得更多了。而加入一种不协调的气味（奶酪通心粉味）则会让人明显吃得更少。即使它并未改变食物味道，混乱的感官使得胃口大打折扣。

作为科学家，与陆军合作时，一切都要遵循须知原则。我必须知道问题、必须帮助找到解决方案。然而，按照我的安全通行权限，我不必知道陆军对研究结果采取了何种措施，所以故事就此结束。但是，无论香味碗是否在军中有了一席之地，我肯定它没多久就会在食品店的微波食品区占到一席之地。嗯……闻着像自家现做的苹果派。

气味对食欲的影响力在超模的世界里并没有失效。如果气味能助长人的饱腹感、厌腻感或是满足感，它也可以用于抑制食欲冲动直至其消失。超模们会去头糖、咬一口、嚼一下，然后吐出来[22]。有些人甚至会不拆包装纸，以此闻着解馋。

▷ 查查天气预报

加州真是个黄金宝地。这里有着风景如画的海滩，还有俊男靓女们。像我这样来自中西部暴风雪之州（**特指南达科他等经常遭受暴风雪灾害的州——译者注**）的人，喜欢把加州海边人们苗条健壮的身材归因于一个事实：加州的天气使人可以一直在户外活动和锻炼。毕竟人们大都会在夏天减点重，在冬天增点重，因为我们在夏天活动得更多，燃烧更多的热量。

更深层的原因是与大气温度以及我们维持恒定核心体温的需要相关的。

我们仁慈的新陈代谢系统是希望帮助我们生存的，所以它需要用食物和液体，使我们暖和起来，或使我们凉快下来。在寒冷的一月份的晚上，我们需要更多能量来提高并维持我们的核心体温，所以我们的身体会告诉我们多吃点，它甚至会加速消化，以使我们更快地感到饥饿[23]。在炎热的八月的下午，身体则需要更多的水分来降低并维持住其核心体温，所以它告诉我们要多喝水。结果是，我们在夏天减重是因为我们活动得更多，但也是因为我们吃得更少、喝水更多[24]。

那么，春天和秋天怎么样呢？通常（不考虑为了春天穿泳装而节食），北半球的人们大多在秋天吃得比春天多。原因可能是，气温下降指示我们的身体为冬天储存脂肪，但是也有人提出了另一个颇具挑战性的解释。

在2004年，我在德国的马普研究院（Max Planck Institutes）向一群生物学者和物理学者讲解了我的一些研究发现。该研究院以在自然科学上斩获诺贝尔奖的成就闻名于世，现在也开始在社会科学领域成为国际上一支生力军。

当我被问及在一年中的何时进行某一项研究时，我有些困惑。提问者继续提出，我们在秋天比春天吃得更多的倾向也许有着进化上的根源。这种理论被称为"进化心理学"，它认为人的大脑和行为在世世代代中经历着变迁，以确保生存。

几千年以前的某个四月，食物很不富足。水果尚未成熟，作物尚未长成，冬天的储存已经耗尽，人们捕猎到的动物要么数目稀少、要么个头很小、要么因冬荒而瘦弱不堪。很多人饿死了，而吃得少能活下来的人就有了优势。

然而，到了秋天，水果成熟，庄稼收割了，野鹿和羚羊们都膘肥肉壮，仿佛身上写着"晚餐"二字。在北半球几乎所有的文化中，秋天是欢庆收成、饕餮盛宴的季节（在北美是感恩节，中国是中秋节，法国是博若莱新酒节）。这是浑然天成的飨宴季节。进化心理学认为，我们的大脑和食欲在世世代代中适应了饮食规律。这也是我们觉得秋天比春天吃得多的原因之一。

既然季节使我们的饮食习惯形成循环，每一天的天气也有此功效。我们在炎热的日子里会较少感到饥饿，而在下雨的寒冷日子里会更容易饥饿。在那些下雨的寒冷日子里，我们就想吃东西。天气使人饥肠辘辘，连娱乐行业也并不能免俗。

想一想这个：人们在家时大多会表示，他们临到中午才会决定午餐吃什么。也就是说，在上午11点，他们开始四处搜寻，或是琢磨着要为自己或者家人做点什么吃。所以，如果他们耳中传来了广播里的一个妙点子，它就有可能影响到他们要吃的东西。而且确实影响了。

在下雨的寒冷日子里，本来就是要订一顿三明治配汤的午餐。金宝汤公司知道这一点，他们也知道美国家庭在自家橱柜储存的金宝汤料曾经平均有11.3罐。在20世纪80年代，金宝汤公司一度制作了系列电台广告，叫"大雨倾心"[25] 这些电台广告以雨天为由，指出汤是一种暖身暖心的食物，它与三明治很搭，很容易制作，而且并非偶然，听众大概当时恰好在橱柜里有几罐金宝汤料。

电台们接到指令，如果在上午10点到下午1点之间下起雨甚至狂风暴雨，它们就应该播放这些电台广告。其中的期待是人们会乖乖地喝汤，下次去商店时会买得更多。

❯❯ 微调策略5：打造零干扰饮食脚本

一旦认为食物是导致多吃的罪魁，我们就是不得要领的。电视、朋友和天气似乎与我们所吃的东西无关。正因为此，它们对我们有着强烈的作用。

• **改写饮食风险区的脚本。**对于五个最常见的饮食风险区：正餐、零食、聚会、餐馆和办公桌/汽车仪表盘，我们都有着各不相同的饮食脚本(参见附录B)。常见的正餐脚本(尤其是男士)包括：几乎每道菜都多吃，直到餐桌上所有人都吃完或食物被吃光为止。如果这样一位男士希望改写正餐的脚本，他应该试着最晚开始吃饭，速度与其伴侣保持一致，多吃两份健康食物，只吃一份肉和土豆，或者不吃面包。类似地，下班后的零食脚本也可以改写为一块口香糖，而不是冰箱里的什么食物。

• **在吃零食前先分散自己的注意力。**注意力分散有利有弊。

好处在于能阻止我们开始吃零食。坏处在于会阻碍我们停止吃零食。在家里，你可以只在一个房间比如餐厅或厨房里吃零食，就能让吃零食变得不太让人分心、不太诱人。

• **先取食再开吃。**如果你不能让自己从美味零食上转移注意力，那就在一个让人分心的情况下（比如在电视前吃东西）把它造成的伤害降到最低限度。要避免"吃到节目播完"，先适量取食后再开吃。

6

名字的游戏

我们了解自己的喜好，对吗？

并没有我们自以为的那么了解。我们的"口味"既来自嘴巴，也存在于大脑。我们尝到的味道经常是我们想象的味道。无意识饮食可以使我们过量进食，同样，对食物味道的预期也可以"欺骗味蕾"，让我们以为一种食物好吃或难吃，而实际上远非如此[1]。

如果你是一位年薪20万美金的大厨、海军厨师、品牌经理或是美食评论家，了解这个道理就很重要。如果你是一位鼓励家人多吃蔬菜的母亲、美食频道的电视迷或是你希望在周末宴会掌勺的菜肴得到大家的好评，这也很重要。

▷ 在暗处吃饭

虽然在岗哨拦住你的卫兵全副武装（一度曾配有30口径的机关枪），但此地并不是五角大楼，或是一处山间秘密防御工事。这里是美国陆军纳提克士兵研究中心，坐落于马萨诸塞州的安静小镇纳提克，在波士顿往西约25公里处。在这些实验室中，美国陆军进行的大部分研究是关于士兵所吃的食物、应该吃的食物，以及让他们多吃的办法。谈到士兵的福利和战斗力，食物就上升到了事关国家安全的高度。

除了主导纳提克实验室的感官专家，来自芬兰、英国、法国和美国的一长串知名研究者都慕名而来，在此激荡脑力、投身研究。很多人会检验颜色、内外包装、有效期、标示成分、品牌标志等因素如何改变士兵对食物味道的看法和他们的进食量[2]。

问题是这样的：当士兵首次参加作战调集部署时，通常会过度劳累、压力很大，但是往往会吃得过少。即便他们有充足的食物，并有充足的进食时间，他们就是会吃得不够，并会消瘦下去。这些关于颜色和内外包装的研究中，有些研究的目标是欺骗士兵的味蕾，使其喜欢上一种食物，并吃得足够多，以此保持警觉和强壮。

就拿在黑暗处吃饭的案例来说吧。野战士兵常常要在无光条件下吃饭，他们不是一直完全知道自己吃的是什么。这样又该如何影响他们的味觉呢？

当我2004年在那里进行学术休假时，这就是我们攻关的问题之一。我和阿伦·赖特（Alan Wright）邀请了32位纳提克实验室的工作人员（按照八人一班分组）来评价军中正在测试的某种新款草莓酸奶。我们告诉他们，我们希望确保食物即使看不到也很美味。

然后我们关掉了实验室的灯

而且我们并没有给他们草莓酸奶。我们给了他们巧克力酸奶。看来并无太大关系。我们只不过是暗示他们吃的是草莓酸奶，32人中就有19人觉得它的草莓味很棒。有一位甚至说那个草莓酸奶是她最喜欢吃的酸奶，会成为她喜欢的新牌子[3]。士兵跟普通人一样，会借助于各种暗示或者信号来品尝食物。其中之一是我们的视觉。看上去不像草莓的食物，尝起来就没有草莓味。但是另一个重要暗示是食品名称。如果我们看不到食物，而有人告诉我们要吃的是草莓，我们就会尝出草莓味，哪怕其实是巧克力。

玫瑰花换个名字可能还是玫瑰花。但食物却并非如此。除了一些极端个案，我们尝出的味道就是我们想象的味道。

▷ 人家说吉露果冻是黄色的

就是这样。柠檬味吉露果冻是黄色的。比利却不这么看。

比利曾干着一份天下最难做的烹饪工作。他只能每隔四个月才能补给食材和烹饪用品。在整整四个月当中，他和他的大家庭无法离开，也不能去其他任何地方吃饭。他的家庭成员中几乎所有人都劳累过度、压力过大、担心生命朝不保夕。而且他们有将近900人，几乎都是18~30岁的男性。

比利在"二战"期间是海军厨师，当我们的实验室在进行一项大规模调查，研究战争如何改变参战者的饮食习惯时，我们有过通信往来[4]。他是真正的铁血主厨。从珍珠港到中途岛，比利都负责让整个舰队士兵的一日三餐吃得开心。为了达到这个效果，他学会了一些招数。

在一次结果特别漫长的征程中，比利发现自己意外地多订了一倍的柠檬果冻，而没有订樱桃果冻。当人处于压力之下时，小事也能产生大的影响，果不其然，两个月过去后，一些水兵开始抱怨没有樱桃果冻。有一次还为此爆发争吵。有人言语尖锐，说比利这么疏忽大意，应该受到惩戒甚至降职处分。

面对日益强烈的抗议，比利灵机一动。他如常制作柠檬果冻，但是加了红色食用色素。当然这仍然是柠檬味的，但它看起来像樱桃果冻。

当它被端上来时，没有人提出异议。有些水兵甚至夸他总算找到了樱桃果冻。在回到港口重新补充供给前，他又供应了两次红色的柠檬果冻。没人对发生的事情质疑过。比利只不过是给果冻染了色，他就让水兵们有机会尝到自己盼望的味道。

关于味道，为什么我们可以如此容易和盲目地受到蒙骗呢？心理学家把这称为"期望同化"（expectation assimilation）和"确认偏误"（confirmation bias）。在食品的情况中，它意味着我们的味蕾被我们的想象误导了。基本而言，如果期待食物美味，它就会很美味。至少，比起你认为它味道一般时，它会更美味。

但是期望同化同样适用于反面情况。如果你希望食物难吃，它就会难吃。

比利大概不明白他的果冻花招背后的心理机制，但直觉告诉他，这会管用。"看到红色"足以把柠檬味变成樱桃味。

改变果冻颜色貌似是微不足道的方法，但它却绝非个案。在每个高档餐厅、在每一道私房美食中，如出一辙的原则屡见不鲜。这个原则被称为"摆盘"。

法国人说"我们首先用眼睛品尝美食"，而日本人则会谈论味之形。质感昂贵、镶金边的餐盘、精美的雕花配菜、从喷壶中挤出的富有艺术感的酱汁线条……所有这些都勾起我们的期待，觉得食物会很美味。它们确实很管用。

我们只看餐盘的影响吧。在伊利诺斯厄巴纳的比维尔自助餐厅，午餐时间结束后，175 位食客各得到一块免费的糖霜布朗尼。他们被告知，这是餐厅计划增加的新款甜点，请他们谈谈看法，以及愿意为它支付的价格。每一块布朗尼大小一样，制作方法也一样。唯一的区别是它的摆盘方法。有些人拿到的布朗尼放在雪白的瓷盘上，有些人拿到的布朗尼放在纸盘子上，其余人拿到的布朗尼放在纸巾上。

瓷盘布朗尼的食客声称新款布朗尼棒极了。他们中有些人甚至夸奖主厨提升餐厅档次的努力。纸盘布朗尼的食客说它"不错"。

纸巾布朗尼的食客说它"还可以，不过没什么特别的"。

这个信息对于一个一年卖出 12,000 份布朗尼的餐厅值多少钱？为了找到答案，我们问同一批人愿意给其品尝的布朗尼支付多少价钱。瓷盘布朗尼组食客愿意支付的费用平均为 1.27 美元，纸盘布朗尼组则平均为 76 美分，纸巾组就只愿意为同一个品尝体验支付 53 美分[5]。瓷器布朗尼和纸巾布朗尼的差距为 74 美分，换算成一年的话就是将近 9,000 美元了。这可够买好多份高档菜了。

▷ 菜单的魔力

聪明的餐厅老板明白，盈亏的差距甚至在顾客点菜之前就有了[6]。正因为此，他们一再地精心布置室内装饰、灯光、音乐和餐桌，营造令人向往的气氛。他们也会通过食物描述让人垂涎不已，发挥文字的魅力。

我们在各类成功餐厅中都看到这个现象，无论其档次高低。举菜名为例吧。你可以用不到 5 美元买到一个黑色安格斯魔鬼汉堡、一份芝士爱好者欢乐个人铁盘披萨、一个巴扎嘉年华卷饼超值套餐，其中最货真价实的天才之作是麦当劳欢乐套餐。

在餐饮世界之中，连锁餐馆会给它们的食品取诸如杰克·丹尼尔®鸡肉、迷幻冰沙®或是开花洋葱®这样的名字。在白色桌布餐桌美食家那一头，丁尼生和济慈的崇拜者则取出类似"普罗旺斯牛肉冻"的名字。

几年前，在新汉普夏的汉诺威地区，一家法式餐厅的菜单将一道菜描述为"春天新鲜出品，来自谦逊有礼的牛儿，取无骨肉精心烹制"。谦逊有礼？那些牛难道会说："我知道我6小时后即将成为一道主菜，但我不介意。不要说我了，你过得好不好？"未必吧。可是，既然这些菜名和描述如此断章取义、荒唐可笑，为什么它们却如此常见呢？

常见的原因是因为有效。它们在两方面是有效的。首先，它们诱惑我们购买这道美食。其次，它们引诱我们期待它的美味，几乎操纵了我们的味蕾。

比如两块放了一天的巧克力蛋糕。如果其中一块名字叫"巧克力蛋糕"，另一块叫"比利时黑森林加量巧克力蛋糕"，人们就会买第二块。这不稀奇。更有趣的是，人们尝了以后，与跟它一模一样的"普通老蛋糕"比起来，觉得它的味道比较好吃。黑森林并不在比利时，连这都无所谓。

我们知道这是真的，因为我们在真实人群中测试过。

哪个菜单的食物更好？

A 菜单	B 菜单
• 红豆米饭	• 经典卡津红豆米饭
• 海鲜菲力	• 肉汁丰盈意式海鲜菲力
• 烤鸡	• 香嫩烤鸡
• 帕尔玛干酪鸡扒	• 家乡风情帕尔玛干酪鸡扒
• 巧克力布丁	• 丝滑巧克力布丁
• 南瓜饼干	• 外婆家南瓜饼干

　　再回到比维尔自助餐厅。自助餐食物，比如校园午餐热食，也存在形象问题。这家餐厅正在努力提升形象，同时鼓励人们多买蔬菜配菜和更健康的食品。怎么做到这一点呢？改变食品名字即可。

　　我们选择了六种不同的食品，包括蔬菜、主菜以及低脂甜品，在不同的日期供应。有时，我们用乏味的普通名字，有时则巧立名目。在6周内，我们在菜单上每天轮流更换这些菜式，这样没有人会起疑心。某天会供应红豆米饭，过两周它会以经典卡津红豆饭的名字再次出现。某一周你可能会花2.9美元买肉汁丰盈意式海鲜菲力，第二周海鲜菲力会以同样售价供应。食物一模一样，

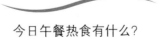

只是名字稍有不同[7]。

我们仔细观察了所有购买这六种食品（无论有无标识）之一的顾客用餐情况。他们行将吃完时，我们会发半页纸的调查问卷，请他们对该食品和餐厅进行评价。我们有不少有趣发现。

首先，巧立名目的菜名多卖出了27%[8]。并且，即便价钱完全一样，跟轮到乏味老名字的食客相比，吃它们的顾客一致认为，它们更加物有所值。

可味道如何呢？好名字可能令人神往，但是它是不是也可能引起副作用呢？"肉汁丰盈意式海鲜菲力……得了吧，味道更像条鱼干儿！"毕竟，实话说，菜并无出奇之处。

并非如此。巧立名目的菜比名字枯燥的菜，更受食客欢迎，也更能获得美味的赞誉。更有甚者，当被问及对食物的看法时，吃巧立名目食物的顾客往往声称它们"好吃极了"或是"烹调手法很棒"。

今日午餐热食有什么？

看一眼两个学校的午餐热食，就能了解爱好意式美食的新生代能吃到什么了[9]。

菲利普斯·埃克赛特学院	菲利普高级中学
新汉普夏州埃克赛特	南达科他州菲利普
1,050名学生	885名城中学生
寄宿学校学费$34,500	户均家庭收入$31,103
"来到此处，让男孩成长为男人"	"英雄的菲利普·斯克提斯之家"
菜单（2006年2月13日）	菜单（2006年2月13日）
白豆汤	Pizza披萨
自制番茄橄榄面包	Corn玉米
焗烤通心面	Peach桃子
蜂蜜炸鸡	Milk牛奶
菠菜番茄饭	
恺撒色拉	

不过，我们还发现了一个与餐厅特别相关的情况。吃巧立名目食物的顾客对于自助餐厅整体评价更为积极。有人评论说，它很时髦、很新潮。还有人觉得主厨可能是科班出身，或许在欧洲学习过。同样，食物是完全相同的。唯一的区别是加了一两个形容词。这一两个词改变了销售收入、味道和对于餐厅的评价。

菜单的魔法没有比在高档餐厅更常见的了。为什么？也许是因为这些餐厅的老板、经理、厨师对他们的食物非常认真，所以要用好的辞藻去匹配它们。他们使用生动的形容词去激发我们的期待，并常常采用下面四个办法中的一个或多个：

地域标签：用词语表示与食物相连的地区形象或意向。比如德州 - 墨西哥西南部色拉、爱荷华猪排、堪萨斯城市烧烤或者乡村桃子挞。

怀旧标签：提及往事，可以引发与家庭、传统、民族渊源和青春的快乐回忆。记得旧世界经典袖管面、传奇巧克力慕斯派、绿山墙丸子汤和外婆家炖鸡肉吗？

感官标签：形容菜品的色香味能激发期待。甜品厨师对此得心应手（比如丝滑巧克力慕斯），但主菜菜品也大受裨益，类似足量滋滋牛排、脆爽应季胡萝卜以及浓香黄油丰盛意面。

品牌标签：互相推广的概念并不新鲜，但是如今它正在连锁和加盟的餐饮店业蓬勃发展。"喜欢这个品牌，就喜欢这个菜品。"这就是我们会为黑色安格斯®牛肉汉堡、杰克·丹尼尔®油亮排骨、吮指黄油®雪饼等美食买单的缘故。在高端餐厅，这就相当于科比烤牛肉串或尼曼牧场猪里脊。

这些标签会有反作用吗？有人吃了比利时黑森林巧克力蛋糕后会说"呃，这不过是昨天剩下的又干又不新鲜的货色？"奇怪的是，除了一些极端到好笑的例子，这似乎从未发生过。如果食物味道尚可，就几乎总是能从这些形容词中得益。

当然，大多数运营中的餐厅这么做是因为它们无意令顾客失望。给昨天的菜炖牛肉美其名曰"匈牙利皇家顶级牛里脊杂烩"，可能会刺激第一次消费，但也可能是最后一次消费。一个餐厅如果惯于欺骗顾客为不喜欢的食物埋单，大概进不了下一年的黄页广告。

▷ 品牌名称狂热症

实际上，有一款在宾州罐装出售的软饮，叫"它可乐"(It Cola)。它的味道像可口可乐，但是价钱还不到一半。去盖茨堡一家便利店，你可以花1块2买一瓶20盎司的可口可乐，也可以花45美分买一瓶同等容量的它可乐，而且在一次"盲品"测试中，它对于我的同事们来说与可口可乐味道一样。

可口可乐会担心失去盖茨堡城市区的市场份额吗？不会。不少人依然情愿多出75美分喝"真货"，而不是"它货"。当他们看到可口可乐的标记时，他们对这个软饮的好味道寄予了期待。他们喝一口后发现果真好喝。当他们看到它的标记时，他们会预想这个可乐没那么好喝，结果就是它真没那么好喝。

像可口可乐、士力架、家乐氏糖霜麦片、菲多利以及本杰瑞冰淇淋等品牌，比山姆的选择或总裁俱乐部这些零售商自有品牌都会有很大优势。然而，一旦去掉标签，哪个牌子最好就难以定夺了。不少研究项目将知名品牌与廉价零售商品牌进行了测试比较。有些研究项目甚至招募了声称是非多利之类品牌的百分百忠

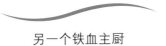

实用户，然后给他们一些不同的薯片来品尝和评价。不管他们怎么说，只要它离开包装来到碗里，他们就分辨不出自己的牌子了。

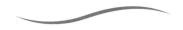

另一个铁血主厨

在《新科学家》（*New Scientist*）杂志 2004 年 12 月的一期上，格雷厄姆·劳顿（Graham Lawton）就我们的一些研究发现写了一篇幽默的采访文章，题目是"天使般的主人"（Angelic Host）[10]。文中他报道说，一些信号（比如名称、餐盘、蜡烛和轻音乐）可以用来让赴宴宾客感觉自己在享用美味的假日大餐。

在对我的采访接近尾声时，他坦白了自己用的一个独特信号。当他的客人在客厅享用葡萄酒和开胃菜时，他托辞离开去"准备其他餐点"。这时，其实餐点差不多三小时前就准备好了，但要是客人没感到他在辛苦烹饪，他们不会觉得饭菜好吃。他只是带着酒退到厨房 15 分钟，偶尔四处敲敲铁锅子。

他听起来很忙碌→他一定在努力烹饪→这顿饭菜会好吃→真的好吃！

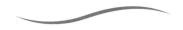

这样的话，为什么大家不去买廉价些的零售商品牌和普通货色呢？有个原因是，我们希望提醒自己（以及他人）我们可不是

无可救药的抠门鬼。我们也许买不起宝马汽车，但至少我们还没穷到非喝它可乐不可的地步。

但是更重要的原因是：人们大都认为，名牌产品更好。认为它们更好，我们的体验就会更好。这里不单包括品牌名称，还有广告、包装和定价。这一切都对我们的美好期待起到引导作用。而且这是管用的。

这个现象最显而易见的地方莫过于啤酒、烈性酒和葡萄酒等所谓的"罪恶工业"了。在微酿啤酒出现之前的年代，标准的美国啤酒之间的区别即便并非无从分辨，也是很细微的。在一个经典测试中，声称喝啤酒"认牌子"的大学生应邀品尝和评价一些未标示的啤酒。一旦标签从啤酒上去掉了，或是啤酒倒进了杯子，一切都不算数了[11]。那些周末派对动物们没几个可以从一群匿名啤酒中挑出他们的牌子。

时至今日，《消费者报告》（*Consumer Reports*）的研究员们还进行了不同品牌伏特加的品尝测试。由于几乎所有无味伏特加的成分都是普通酒精，味道可能无甚区别。顺滑度可能不一样，但味道不会不一样。即便如此，就一瓶让人大脑发晕的伏特加而言，一般品牌报价4美元，而高端品牌却超过30美元。它们怎么做到的呢？除了多几道蒸馏以外，它们用展现冰雪俄罗斯寒冬的高冷广告，或是时尚亮眼的酒瓶形状、标牌和酒盒，以营造一种神秘气质。实际上，伏特加新酒的精美包装不但能吸引人们购买奢华品牌（美元价买卢布货），它还会使人们所认为的口味好过实际口味。

品牌同样能通过定价方法来刺激味觉预期。多年前，一个大三男生爱慕一位姑娘，做梦都想娶到她，最后总算是佳人有约。他打算先在池塘边来一次野餐，然后带她去打保龄球（显然，当时打保龄很浪漫）。他想为野餐准备红酒，但由于囊中羞涩，他买不起木桐酒庄1945，而是选了一瓶贴着歪歪扭扭的黑白酒标、价值1.99美元、带螺旋瓶盖的"特快夜车"牌红酒。它可不是在法国酒庄的酒窖里珍藏几十年的陈年佳酿，而是商店里多年的滞销品。他知道一瓶2美元的廉价酒不太可能让约会对象刮目相看，就跟周末卖酒的店员讲了为难之处，后者答应提供一个写着"9.9美元"的新酒标滥竽充数。

在野餐时，他学着詹姆士·邦德或是加里·格兰特的样子，优雅地拧开红酒瓶盖。然后他把酒倒入塑料杯中，提议干杯。他的梦幻女郎小啜一口后稍有迟疑，拿起酒瓶。当看到他精心贴在酒瓶上的9.9美元的酒标时，她的表情有了变化。她说道："这酒很贵。味道不错。"

葡萄酒预期：选对酒

怎样为聚餐选择一瓶无懈可击的葡萄酒？你可以高枕无忧

了，须知大部分人尝不出酒的口味是很棒还是不错，甚至尝不出口味是不错还是一般。

人们买酒大多分两步走：选择一个价位，比如10美元，然后找一瓶酒标好看的酒。基于我们对预期的认知，这种现象很有道理。如果一瓶酒的名字、产地、图标和酒瓶形状使我们对它的好味道产生期待，那么它的味道对我们来说可能就是好的。

所以，与其对北达科他葡萄酒犹豫再三，还不如远离那些美其名曰阿斯蒂气泡酒、西得梅因酒庄或是波亚尔多主厨的酒。

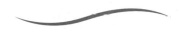

虽说我和约会对象在毕业后对陈年好酒有不同喜好，我们依然是好朋友，偶尔聊起来时，还是会用特快夜车红酒来互相打趣。

▷ 杂碎味道像咖啡蛋糕吗？

好名字利于好生意。海里新增加的鱼并没有很多，新长成的蔬菜也并不多。但是多年来，为了迎合时兴的口味，很多食物（比如"祖传蔬菜"）都会自我改造。下次参加婚宴时看看菜单即可。如果可以选择，你会选A菜单还是B菜单？

A 菜单	B 菜单
鱼卵	鱼子酱
中国醋栗	猕猴桃
蜗牛	法国蜗牛
树莓	黑莓
小牛胸腺	杂碎
中国月亮果	帕梅拉
鸭肝	香煎鹅肝
加吉鱼	真鲷
乌贼	鱿鱼

即使 A 和 B 中的菜都是一样的，我们大多会选择 B 菜单，或是留下结婚礼物、不参加晚宴。在餐厅时，我们也愿意为 B 菜单的菜支付得多得多的价钱。

名字起到的作用可真大。在 20 世纪 40 年代发生了类似的事情。当时，对美国人营养的最大威胁是一场战争，还有一种食品的名称。

在"二战"期间，大量美国国内的肉类食品被运往海外，供美军和盟军士兵食用。结果，关于长期战争会导致美国肉食品匮乏的担心与日俱增。这一问题的可能解决方案在于当时所谓的内脏肉食品：猪牛羊的心、肾、肝、脑、胃、肠子，甚至蹄子、耳朵。难点在于如何鼓励处于萧条期的美国人食用这些内脏。为达到此目的，国防部招募了玛格丽特·米德（Margaret Mead）等几十位全国最有智慧、因而也是最有知名度的心理学家、社会学家、人类学家、食品科学家、营养师和经济学家。他们的任务是：让美国家庭争着吃烤肝和腰子派[12]。

他们首先发现，所谓"内脏肉"的称呼绝不会让人们一窝蜂地涌向肉食柜台。它没刺激到人的胃口，倒是激发了想象——朝着相反的方向。即便在肉案上标上"多汁意大利脑片"或是"经典卡津舌头和豆子"也无济于事。

营养智囊团首先采取的措施是想出了"风味肉"。这个名字在少了些视觉联想、多了些朦胧感之外，还暗示这些肉食品是为改换口味而作为个人食谱的备选项，而不是永久性的。在肉店、烹饪书籍以及政府推广宣传中，这些名字都做了相应修改。这些肉品的销售增加了，人们的口味也慢慢适应了，直到战后繁荣才又让优质肉品重归餐桌。

历史总是会重演。从前是内脏肉，现在是大豆。

除非迫于健康原因，很多人不愿吃大豆类食品，这让大豆食品行业的从业者大为不解。确实，为了改进大豆口味，人们已经做了很多努力，但是它的味道还是给人们留下不少消极印象。根据期望值效应，这是问题的真正所在。

全国大豆研究中心为了找到人们不吃大豆的原因，来到食品与品牌实验室[13]。我们对40岁以上的人进行了一系列深度访谈后发现，他们对于大豆食品的味道、余味和口感有不好的感觉。其中一些人是因为早年在20世纪60年代和70年代吃过学校午餐热食中味道很怪的大豆填充食物。

不过有些人的感觉仍是基于与大豆无关的事情。不少人提到，无论何时听到"大豆"一词，他们会联想起查尔顿·赫斯顿（Charlton Heston）在1973年主演的经典罪恶快感电影《超世纪谍杀案》（*Soylent Green*）。在影片描绘的未来世界中，唯一的食物来源是一种神秘的绿色物质，叫作"大豆扁豆绿饼（soylent green）"（soylent是将大豆和扁豆这两个英语单词合成的生造词——译者注）。在影片最后，查尔顿·赫斯顿发现，大豆扁豆绿饼的原材料是被肢解的人体。他振臂向天，双膝跪倒，痛苦呼号道："大豆扁豆绿饼是人……啊[14]。"

尽管近年来大豆食品的味道和口感有所改进，我们根据期望同化的规律估计，如果人们猜想大豆食品味道会糟糕，它的味道就会糟糕。但要是食物里本来就没有大豆会怎么样呢？如果人们仅仅是相信食品中含有某样食材，这会在无意识中影响他们的味觉吗？

我们的"幽灵成分"研究在美国大豆产量最大的伊利诺斯州进行。为配合这些研究，我们对155条能量棒的包装纸进行修改，标注了"含有10克蛋白"或"含有10克大豆蛋白"的字样。两种标识的唯一区别就是一个显眼的单词"大豆"。实际上这种能量棒中并没有大豆蛋白。含量完全为零。这只是一个幽灵成分。如果人们在吃了一根这种能量棒后相信自己尝到了大豆，他们就在无意识中受到了暗示作用的驱使。

人们拿到能量棒（作为新产品推荐），被要求看一下包装然后尝一下。吃到标着"含有10克蛋白"能量棒的人们赞许地形容着：能量棒有巧克力的香味、有嚼劲、味道不错。而拿到标着"含有10克大豆蛋白"能量棒的其他人就不那么积极了[15]。不少人把能量棒吐出来，或是请求喝口水。有位男士分给他妻子一片口香糖，以使两人都能清除嘴里的味道。当被问及他们的想法时，他们声称能量棒的余味很差，味同嚼蜡，甚至不像巧克力的味道。

这对于大豆食品业的朋友们来说可不是什么好消息。人们的态度在好转，不过，历史教训使我们认为，这需要更多的时间、更多的改进。

30年前，几乎没有人会吃一种叫"无味生物活性乳基培养基"的东西。但是如果我们在其中加入一些水果和糖分，添加一些风味，再做一些改造和包装，我们的口味就会随之变化。实际上，一瓶口感丝滑的柠檬味酸奶如今听起来就很不错了。

➡️ 微调策略6：制造对厨艺高手的期待

虽说柠檬吉露果冻染上了樱桃的颜色，或是当天的鱼被冠以

"多汁意式海鲜"的美名,或者特快夜车牌廉价酒被标价9.99美元,我们期待的味道就是我们品尝出的味道。对于那些不太懂酒席奥妙的人来说,这可是好事一桩。

• **告诉他们晚餐吃什么**。假如别人问你:"晚餐吃什么?"随便说两个诱人的、漂亮的单词,就能使你化身厨艺高手。在我们的自助餐厅实验中,只要加上像"传统口味""卡津风味""多汁"或"现做"等词,就能让顾客觉得食物口感更佳,而且认为厨师在欧洲经过了专业培训。筹备大型聚餐会?上述的双词技巧大概是你为提高厨艺临时抱佛脚能使出的最佳招数了。

• **抢救食物,还不如抢救就餐氛围**。把你最后15分钟的准备时间花在就餐氛围的细节上,比起花在食物上,也许更能获得好评。要力求柔和:柔和的灯光、柔和的音乐、柔和的色调。要力求精美:精美的餐盘、精美的桌布、精美的酒杯。有了烛光,即便是披萨也变得更美味。只需记住,放进烤箱前要先把它从纸盒中拿出来。

想吃惬意美食

下一回，当你在"购物车满载"的结账通道里排第五位时，在冲动消费购物架上随便找三本杂志翻阅一下。里面至少会有一篇关于惬意美食的文章，或是在封面有一张巧克力蛋糕的大图。通常，它也会凸显出以下几个关于惬意美食的传言之一：

　　传言1：惬意美食大多使人上瘾、不太健康。

　　传言2：人们往往会在悲伤、紧张或是乏味时吃惬意美食。

　　传言3：惬意美食的偏好在孩童时期就根深蒂固了。

　　我20年来的研究一言以蔽之："人的口味可不是偶然形成的。"不过，惬意美食果真这么不出意料吗？我们的实验室在寻找无意识饮食奥秘的过程中，对于人们认定某些食物为惬意美食的缘故以及享用它们的时间和原因，有了新的认识。首先，先让我们来破除几个关于惬意美食的传言吧。

▷　惬意美食与惬意情绪

　　在食品商店中那些杂志里充斥着的照片会使我们误以为，标准的惬意美食是一块粘腻的巧克力蛋糕，拌上冰淇淋、浇上焦糖汁。实际上，很少有惬意美食如此夸张。要是你询问过 1,004 位美国人最喜爱的惬意美食，或许会感到惊讶。我们实验室的研究员们就是这样[1]。

最受欢迎的惬意美食

	最喜爱的惬意美食	最爱惬意美食提及百分比
"垃圾"食品	薯条	23%
	冰淇淋	14%
	曲奇饼干	12%
	糖果/巧克力	11%
较健康的食品	意面或披萨	11%
	牛排或牛肉汉堡	9%
	炖菜或配菜	9%
	蔬菜或色拉	7%
	汤类	4%

虽说薯片高居榜首，但是在大家提到的惬意美食中，有40%其实还算健康。它们包括意面、肉类、汤、主菜、炖菜等。这些受访者不但希望暂时放纵自己，享受油水、盐分或是糖分的味道，同样也希望沉浸在这些美食带来的心理舒适及其引发的回忆之中。惬意美食并不总使人放纵。它们也是滋养身心的食物。

还有一事让人惊讶：当我们给参与者一长串的食品清单，请他们选出个人认同的惬意美食时，男女的选择真好比火星撞金星。女性最喜爱的三种食品是冰淇淋、巧克力和饼干。它们都是甜点，而且都是零食。

男性最喜爱的三种食品是冰淇淋、汤类和披萨或意面。除去冰淇淋之外，男性喜爱热食类和餐食类食品的程度比女性高得多。要拴住男人的心，下厨做菜，比起用一包零食打发，似乎更为奏效。

两性间的显著差异是什么原因？当我们问男性受访者为什么偏爱披萨、意面和汤，而不是蛋糕和饼干时，他们一般会说它们味道有多好、吃了有多满足。但是当我们继续深究时，不少人也会说，当他们享用这些食物时，他们会觉得到"宠爱""纵容""关照"或是"服务"。通过这些食物，他们通常会联想到母亲或妻子的关心。那么女人呢？虽然她们多少也喜欢热食类惬意美食，但是这些食物并不会引起她们受到"宠爱""关照"或"服务"之类的联想。事实恰恰相反。当女人们想到这些食物时，她们会想起自己或是母亲为了制作这些菜肴付出的辛劳。这些食物可不意味着惬意，它们意味着事前准备和事后打扫。

对于女性而言，零食类食品（糖果、饼干、冰淇淋、巧克力等）是无须劳神的。它们令人惬意之处部分在于，不需要动手做、也不需要清理。这种饮食既不费体力、也不费心思。

关于心情不好的传言呢？按照日间电视脱口秀和饮食书籍的说法判断，我们会认为惬意美食大多是人们在沮丧、无聊或孤独时吃的不健康食品。但是在受访的这1,004位北美人当中，我们发现情况正相反。他们寻求惬意美食的原因，比起沮丧（39%）、无聊（52%）和孤独（39%），更可能是开心（86%）和希望庆祝或犒劳自己（74%）。好心情＝惬意美食。人们在开心时刻希望享用惬意美食的可能性，几乎是伤心时刻的两倍。

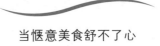

当惬意美食舒不了心

我们在紧张的期中考试季邀请了34名学生，参加一次课间休息聚餐。从该学期早前一次调查中，我们得知，肉饼是最受欢迎的惬意美食之一。我们会给其中17人供应一顿美味肉饼餐食。我们给其他学生提供玉米煎饼的餐食，学生们也喜爱这种食物但不认为是惬意美食。我们想了解，前者的紧张情绪是不是会比后者得到更大缓解。

肉饼确实发挥了魔力，但并不是对人人都奏效[17]。人当中有6人并不比吃玉米煎饼的学生更放松。我们询问了原因。

他们的答案使得我们对于惬意美食的理解有了新突破。

一位说："我心目中的肉饼，上面应该浇着焦黄的肉汁。这个肉饼上面是红红的像番茄酱一样的玩意儿。"另一位则说："我妈做肉饼时是用这么大（5×9英寸）的一个小煎锅。这个是用餐厅的大煎锅做的。"

对于这些受访者而言，肉饼的味道不是唯一要素。肉饼的样子还必须跟他们从小吃到的肉饼一样。样子和味道一起，才能引发惬意的念头和感觉。

不过，情绪貌似确实能影响我们选择何种食物。人们心情好时往往偏爱更健康的食物，比如披萨或牛排。人们心情坏时，则更有可能去拿冰淇淋、饼干或薯片[2]。

我和两位同事杰夫·英曼（Jeff Inman）和尼替卡·加格（Nitika Garg）给受访者播放《情归阿拉巴马》（*Sweet Home Alabama*）这样的开心电影，或是《爱情故事》（*Love Story*）这样的忧伤电影，以观察研究这一"坏心情——坏食物"的倾向是否成立。我们为观众供应了热乎乎、香喷喷的爆米花。比起被《情归阿拉巴马》逗得开怀大笑时，他们在为《爱情故事》唏嘘不已时吃的爆米花更多[3]。

我们也在某个假期当中，在轻松喜剧《我的盛大希腊婚礼》（*My Big Fat Greek Wedding*）和沉郁的"高智商"电影《飞向太空》（*Solaris*）放映完毕后，称量了观众吃剩的爆米花，比较两者的区别。食余垃圾的处理结果显示，观众看完《飞向太空》所剩爆米花比喜剧电影观后所剩的少了29%。

我不指望为这些垃圾处理的发现申请科学认证，但是，结合调查结果、访谈、饮食日志和实验室研究来看，它们提出了关于惬意美食的一个重要观点。如果我们想修复坏心情，快速（但暂时）的方法或许是纵容自己吃点美味的、慰藉人心的食物。心情好的时候，情况就不一样了。如果我们想保持或放大快乐的情绪，我们可以吃营养高、内疚少的食物。

▷ 惬意情境的熏陶

为什么对你来说芝士通心粉是惬意美食，而对你的兄弟姐妹来说肉饼才是惬意美食呢？人们大多说不出所以然。惬意美食的由来几乎总是形成于潜意识之中。

为了更好地认识这些由来的形成过程，我的实验室采用了一种叫作"阶梯法"[4]的深度访谈方法。阶梯法是一种技巧，它能诱导出食物（或产品）特性及人们对其感觉之间的深层联系。它是我首先会教给实验室研究员的研究工具，而且我也把它教给了听我的"认识消费者选择"（Understanding Consumer Choice）课程的1,500位MBA学生们。

阶梯法访谈，是引导某人对某种食物进行自由联想的一种方法。精神分析师会要求沙发上的病人进行自由联想，以此发现在病人主观意识中一些不易觉察的认知和关联。阶梯法的功效类似，只不过它并不是去搜寻某个精神问题的根源，而是搜寻一个人痴迷于某种特定食物的根本原因。

我们首先询问他们为什么会喜欢某个具体的惬意美食，接着会不停地问类似"这为什么对你很重要？""这话是什么意思？"等问题，持续约45分钟。我们把他们的话跟之前的解释都串连起来，直到把他们关于那个惬意美食的所有联想画成满满一张晦涩难懂的草图。在访谈之后，我们把每一个关键想法和前后提到的想法连起来。我们最后得到的就是一个阶梯形图表，在它的底端首先是一些很具体的联想，然后逐渐往上过渡到该食物有助于满足的更具普遍性的目标。

我们对411位从22岁到78岁的成年人进行了惬意美食访谈。虽说受访者对某食物成为惬意美食列举了千奇百怪的原因，但是其中两个更值得关注的原因是关于：一，与该食物有关的往事；二，性格认同感。这里举个例子：

特蕾莎是一位40多岁的女子，她的惬意美食是一碗拌了小袋M&M巧克力豆的爆米花。问她为什么会喜欢这个，她说甜甜咸咸的味道不错。当被问到"这为什么对你很重要"时，她说这样她最终吃得比较少，负罪感就比较小，因而会让她愉悦和放松。她或许还会说，这种做法很简单，会让她"莫名其妙地"感到自己很勤劳。再稍作思考、稍加追问的话，我们就会发现，她和丈夫（那时是男友）在大学里会做这种小吃，所以它变成了一种个性化或是"私密"的零食。吃着它，会回忆起大学往事，现在似乎也成了一种家庭传统。这两种联想让她感到"温暖和安全"。那么，这其实就是一个45分钟的密集访谈的导读要点了。即便她内心知道所有的关联，但她并未意识到很多关联，直到在询问时才又想起来。

一个惬意美食的心理地图：爆米花拌M&M巧克力豆

（从上往下阅读该阶梯图表）

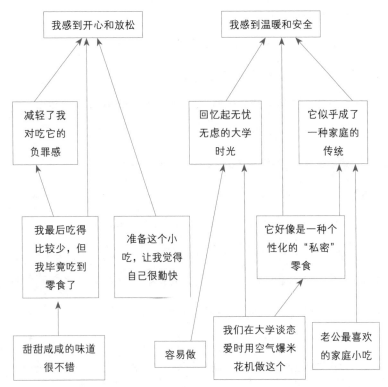

对往事的联想是食物之所以成为惬意美食的最常见原因。这些往事联想可以是指向具体个人（"我父亲喜欢煮青豆，每逢节假日和他的生日我们都会吃它"，或者"读高中时，我们兄弟俩在周二晚上会去塔可约翰要几份豆子卷饼，有说有笑的"）或是具体事件（"以前天冷时，或者我生病请假在家时，我妈总会给我喝汤"），也可以与本人喜欢回忆或是希望重温的特定情绪有关（"小时候，

我们每次赢了棒球赛都会得到冰淇淋"或是"思乐冰总让我想起无忧无虑的夏日"）。在某些情况下，当我们想起、品尝或是闻到那种食物时，内心涌现的往事是栩栩如生、历历在目的。但即使记忆朦胧，被激发的感觉（安全感、爱意、归属感、心领神会、控制力、成就感或是力量感等感觉）是这些食物吸引我们的原因。

喜欢一种惬意美食，有人是因为这些往事联想，有人则是因为对食物有着个人认同感[5]。有人会对一种天使蛋糕有好感，因为它"甜美而小巧"。另一个人会对汤有好感，因为它"温暖而养人"。他们逐渐将一种食物视为惬意美食，因为他们下意识地认为它的特性与自己的品性相符。

我们如何借助这些认知去帮助人们改善饮食呢？

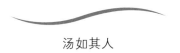

汤如其人

通过性格可以猜出食物偏好吗？我曾经与资深女服务员一起吃饭，她们能在陌生人进门时就猜出他们会点的食物（准确度令人称奇）。她们的辨别方法是食客的"面相"：走路姿态、穿着以及观望的神态。

我们想发现这其中有无奥妙。我们调查了554位热爱喝汤的人士，并就最有可能喜欢五种热门汤品之一的人群类型建了一个性格统计档案[6]。

将喜爱的汤品与性格匹配（答案见本章）

1. 鸡汤面条	A) 居家者：忠实、懒散的宅男宅女，有孤独的个人爱好（偶尔看看脱口秀）。
2. 辣味牛肉汤	B) 聪明人：老练精明，但稍爱挖苦人。爱吃，但会锻炼减肥。
3. 蔬菜汤	C) 多情读者：通常是宠物主人，思维新奇，爱好读书。
4. 新英格兰蛤蜊浓汤	D) 钟爱派对者：爱较劲的社交动物，可能会喜欢《辛普森一家》（The Simpsons）这样的情景剧。
5. 番茄汤	E) 风尚引领者：精于美食、热爱甜品、性格开朗，富有冒险精神。

我们请26位餐厅女服务员将这五种汤品和五种对应人格匹配起来，准确匹配出全部五种的服务员有21位。平均准确率是83%。

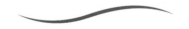

1996年，当我们初次涉及"性格认同"这一概念时，它看似颇为抽象，也不太有用。几年后，事情有了转机。大豆行业就研发、推销一种针对非素食者的、低脂肉类替代食品向我们征求意见。我们很快发现，性格认同感可以解释男性比女性更不愿意吃大豆食品的原因。对于传统、强壮、威猛、肌肉发达的典型美国纯爷们来说，红肉才是传统、强壮、威猛、肌肉发达的典型美国食品。大豆却不是。为了吃它，他们必须放弃自己认为强壮有力（跟他们一样）的食物，而去吃他们认为虚弱无力的食物。还没到他们的餐盘里，大豆食品就已经陷入不利境地了[7]。

另一方面，这种性格认同的概念也有助于解释为什么一些女性比较容易受到引导而逐渐多吃大豆食品、少吃牛肉。有些人认为大豆食品（很多是借由她们对豆腐的看法）是一种柔和、纤弱和天然的东西。就像她们对自己的看法。吃这类食物，不会与她们的自我认知发生冲突。结果，大豆并没有陷入不利境地。

我们建议，大豆生产商研发的食物形状要改成像不同部位的牛肉，并且要重新包装和宣传，增加更多与肉食有关的暗示（比如大的分量、牛排酱和烧烤等的图片），这样能帮助男人们发生谨慎的转变。出于务实考虑，我们还建议他们把最大精力投入在20多岁的女性身上，她们能对大豆食品产生认同，而不会拘泥于30年的烹饪成规。

一旦意识到之后，我们甚至能在巧克力棒之类的寻常食品中发现性格认同现象。在一项对63位糖果爱好者的研究中，我们看到关于性格认同的一个生动例证。我们研究的品牌之一是"哦，亨利！"，这是一种味道跟士力架有点像的巧克力棒，不过它的粉丝团要小众得多。但是有一群"哦，亨利！"热爱者，虽然人不多，但气势颇强，他们视其为惬意美食。我们在阶梯法访谈中得知，这些爱好者们认为，要是"换个角度看"，它是一种"特高级的秘密"，既独特、又有范儿。

《汤如其人》的答案（题目见本章）

1. 鸡汤面条	A. 居家人士
2. 辣味牛肉汤	D. 钟爱派对者
3. 蔬菜汤	E. 风尚引领者
4. 新英格兰蛤蜊浓汤	B. 智慧者
5. 番茄汤	C. 多情读者

几星期以后，我们请同一群人在他们以为不相干的另一调查中对自己进行描述。无意讽刺，他们对自己的评价是，"换个角度看"，很独特、很有范儿[8]。这种巧克力棒之所以成为惬意美食，并非源自温暖的童年回忆，而是他们认为这种美味巧克力棒很特别——就像他们对自己的看法。这是否意味着，更主流、更随大流的人群不会把"哦，亨利！"当成惬意美食呢？当然不是。主流人群也可能因为其他原因（也许就是童年回忆）喜欢它。有一位自认为随大流的人就觉得它是自己的惬意美食，因为他的爷爷就叫亨利，而且那是爷爷最爱的巧克力棒[9]。

关于惬意美食偏好在童年时期就固化了的常见推测对吗？我们的研究数据显示这是一种谣言。

我们经常发现，像特蕾莎（爆米花加巧克力豆使她回忆起大学时光的那位女子）这样的人，他们喜欢的惬意美食是在成年之后才接触到的。有时它是伴侣喜欢的食物。还有些时候，它只是与一些快乐的情景相伴而生的食物罢了。

比如，我们发现，在留美中国研究生当中，有八分之一的人声称曲奇饼干是他们的一种惬意美食。曲奇饼干在中国并不是热门食品。中国人喜欢吃糕点类食品，但即使是这些食物也不会很甜。但是一些中国学生到美国待了两年后，曲奇就成了他们的惬意美食。

这里有一位我们在访谈中发现的例子。一位来自中国台湾的MBA学生在25岁时来到美国。她马上就被邀请去参加了一系列轻松的招待会，它们供应曲奇饼干和鸡尾酒——这是联想1。在接下来一周，她所在的学习小组在休息时，有人拿出曲奇饼干给大家当点心吃——这是联想2。几个星期后，她去参加一个朋友的生日聚会，那里提供曲奇饼干加冰淇淋的餐点——这是联想3。如此继续下去后，一种微妙的关联就形成了，即曲奇饼干不但好吃，而且好玩。在所有这些情境中，她都玩得很开心，所以逐渐被熏陶，将曲奇饼干与好玩、开心关联了起来。

最终，当她某天很快乐，想要维持这种心情时，就会想到曲奇饼干。当有些日子里她过得不太惬意，生活不太如意时，她想修复心情，也可能会想到曲奇饼干。

这并不因为她母亲就是菲太太（曲奇品牌名称——译者注）。再说，她成年前从来没有吃过巧克力曲奇饼干。形成关于食物的新联想，永远都不嫌晚，一种食物成为惬意美食，永远都不嫌晚。

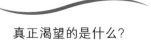

真正渴望的是什么？

你是想吃一块士力架，还是其实想得到一个拥抱？是对生理性饥饿的反应、还是深层的情感需求，《想瘦就瘦》（*Think Thin, Be Thin*）的作者对此给出了下列经验法则[10]。

生理性饥饿	情感性饥饿
● 逐渐形成	● 突然形成
● 身体的困扰（比如肚子咕咕叫）	● 头脑的困扰（比如想"尝尝"冰淇淋）
● 饭后几小时以后出现	● 无关时间
● 吃饱就消失	● 吃饱后顽固留守
● 进食带来满足感	● 进食带来负罪和羞耻感

▷ 第一口蛋糕的滋味

75年的时光会有多大变化？要是我们能从热门烹饪书窥见一二的话，在20世纪30年代，美式大餐不是肉加土豆就是土豆加肉。中国菜是给中国人吃的，意大利菜是给意大利人吃的，而墨西哥菜是给墨西哥人吃的。

快进到现在。在任何超过3,000人的城镇，最好的餐馆没准就是卖意大利菜的。在同一个镇子上，开门最早、关门最晚的两家餐馆没准就是大街这头的中国餐馆和那头的墨西哥餐馆。

在过去50年到75年间发生了什么事情，改变了我们的饮食习惯了呢？发生的事情是大规模移民和爆发式工业化。发生的事情还有第二次世界大战。

在"二战"中奔赴海外，拓宽了许多美国男性的美食境界。对于大多数归国老兵来说，法国菜、意大利菜、德国菜味道都不错。他们找到工作、组建家庭，并且比起五年前，他们不再觉得意大利面或是德国香肠的味道很怪（很"外国味"）了。

但是从太平洋地区回来的老兵有些不同。他们回来时，要么喜欢、要么讨厌中国菜。我们在烟雾缭绕的海外参战老兵俱乐部（VFW clubs）里访问了几十位二战老兵，发现欧战老兵比较容易接受法国、意大利、德国等国土豆加肉之类的食物。跟他们习惯吃的食物比，它们并非来自外星球。但对于太平洋战争老兵来说，中国菜跟他们大多数人以前吃的食物可是大相径庭的。

所以，为什么有些参加南太平洋战争的老兵会变得喜欢中国菜，而有些人就讨厌，而且50年之后还是讨厌呢？我们调查了603位美国"二战"老兵，并重点关注了261位在南太平洋战争中服役于陆军、海军和海军陆战队的老兵。在他们的征战过程中，他们应该吃了不少中式食物。我们询问他们吃中国菜的频率，以及他们在战后50年后对它们的喜爱程度。我们也就他们的经历和态度问了一些其他问题。

在太平洋战争老兵中，有56%的人喜欢吃中国菜，至今仍经常吃。但是我们发现他们并没有其他什么共同特征。在战前，有些人在大城市生活，有些人则在农场生活。有些人从小就丰衣足食，有些人则在童年大部分时间都要为吃饭发愁。有些人大学毕业，有些人连九年级课堂都没进过。把他们关联起来的，难道是有什么漏掉的环节？

后来我们才发现，答案不在于那些喜欢吃中国菜的人。只有在我们分析了那些越来越讨厌吃中国菜的士兵的情况后，答案才浮出水面。

太平洋战争老兵中那31%的讨厌吃中国菜的老兵在出身和职业上同样是形形色色的。但是，他们大都有一个共同点。他们都在南太平洋参加了频繁、激烈的近距离战斗。结果，他们在那里吃过的当地食物会带来焦虑感和不适感，即便50年后也是这样。

相反，再回头看那些喜欢吃中国菜的士兵的情况，我们没有在其中发现任何参加硫磺岛海战的陆战队成员，或是在瓜岛战役参战的步兵。我们发现他们是机修人员、文职人员、工程师和卡车司机等非前线作战士兵。虽然他们的战时经历也是一种牺牲，但是他们回国时不会有心理阴影并似乎终生都败坏了那些食物的味道[11]。

我们第一次吃某种食物时所具有的心情，可以终生跟随我们。我们是大人还是小孩无所谓。而且这些潜藏在记忆中的前尘往事甚至会影响我们吃菜的先后顺序。

▷ **你会把最好的留到最后吗?**

吃饭的时候,你会先吃喜欢的食物,还是把最好的留到最后吃? 这个问题的答案是一半对一半。我们发现了其中原因,不过是在很偶然的情况下。

故事的缘起,是我们与彼得·托德(Peter Todd)等来自德国马普研究院的行为科学家合作研究在食物味道不均衡(比如开胃菜很棒,但主菜很糟糕)的情况下,人们对整个食物集合(即一顿饭菜)的看法。我们认为,问题的答案或许能反映饮食模式百年变迁的关键,同时也许能够解释为什么主菜吃光了,而色拉却原封未动。

我们推测,当人们连续吃一系列食物时,他们对于食物的整体评价会受到第一种或最后一种食物的影响而有所偏向。心理学家将此称为首尾效应(the power of primacy and recency)。也就是说,我们对一整顿餐食的评价会因为第一印象或最后印象而有所偏向。如果中间几道菜、比如主菜或配菜不尽如人意,应该不那么要紧。

如果确实如此,对于忙得应接不暇的主厨或是周末邀请了六户邻居来吃饭的煮妇煮夫而言,这个知识就能派上用场了。要是你的开胃菜或是甜点让他们刮目相看,就不必为当中的食物过分担心了。

为了验证这一说法，我们决定先从方便、便宜的零食着手。如果这不适用于零食，估计也不会适用于主菜和开胃菜。为了找到美国人可能觉得好吃或难吃的各种零食，我们扫荡了芝加哥的唐人街，直到我的吉普车里塞满来自中国、韩国、越南、日本和泰国的各类稀罕零食。我们不想要那些给食客们带来强烈联想的熟悉品牌，这些零食里有些是美国人可能会喜欢的类型，比如硬糖或是含水果成分的零食。然后就是一些另类零食，比如海苔味糖果和猪血糕。

我们准备了12大碗零食，然后邀请183名饥肠辘辘的学生在傍晚时分享用"零食自助餐"。首先，我们请他们按自己对这12种零食可能的喜好程度从高到低排列顺序。然后我们把他们最喜欢、最不喜欢以及喜好程度居中（第六位）的零食分好。我们告诉他们，可以随意吃零食，但是必须先吃这三样零食，然后再吃其他的。此言一出，引发一阵哀号和怨言。

几乎所有人都勉强答应继续配合研究，先吃这三种零食。他们吃完后，我们请他们就整体感受进行打分（百分制），同时回答与他们的背景和童年等相关的问题。我们估计，先吃或最后吃最不喜欢的零食，比起在当中吃它，感觉应该要差些。

我们的估计落空了。他们的评价看起来几乎是随机的。没什么值得关注的——没有规律、没有看点。价值1,100美元的零食、175小时左右的筹划、采购、供应、清理和数据分析就这么付之东流。

这也不稀奇，我们的研究项目一半以上结果都没有我们预先设想的那么美好[12]。我们已经惯于自我反省、找出破绽，然后另起炉灶。只不过这一次我们反省后发现了一件被忽略的事情：几乎没有人把他们最喜欢或是最不喜欢的零食放在中间吃。他们似乎采用了两种"吃的策略"之一。他们要么就是"把最好的留到最后"，要么就是"先拣最好的吃"。

我们回头再看他们填写的问卷，发现先吃最好的那些人往往有如下两个共同点之一：他们要么从小是家中的老幺，要么来自一个大家庭。

相反，最可能把最好的留到最后的那些人要么是独生子女，要么就是家里的老大。他们知道，一顿饭到最后，自己最喜欢的食物跑不了，所以有把握把它留下来慰劳自己。大家庭的孩子，尤其不是老大的孩子就不一样了。即使食物充足，大家也会抢食。要是你不先把最爱的食物吃掉，就有可能彻底吃不到。必须先下手为强。

我们童年的饮食习惯最终会如影随形多年。如果孩子习惯了先吃最喜欢的食物，他们也许会逐渐养成一种长期饮食习惯：先用高热量的好食材塞满肚皮，而不吃较为健康的色拉、水果和蔬菜。这就会导致肥胖了。

每年二月，我实验室的同事们都会为救世军等组织的当地赈济厨房提供志愿服务。虽然在那里就餐的人经历不同，但他们的共同之处就是很饿。许多人还有一个共同点是他们吃菜和添菜的先后顺序：先吃最喜欢的食物。这几乎等同于先吃高热量食物，再吃色拉和水果，最后吃蔬菜（如果还吃得下）。

我们才开始"饮食顺序"的研究计划，就有了赈济厨房的切身体验，这让实验室里的大家感到问题棘手。饮食习惯（比如先吃高热量食物）一旦形成，要改掉会容易吗？我们假设在一个低收入者社区里，水果和蔬菜突然全都变得既新鲜又便宜（也许甚至是免费的），这会改变大家的膳食结构吗？还是他们依然会用高热食物饱餐一顿？

假设一个男孩小时候吃了上顿就没有下顿的话，那么他抓住机会"先拣最好的吃"才是明智之举。当多年后食物变得充足，而他要在辣香肠披萨和色拉之间做出选择时，这种吃法的问题就来了。他对食物匮乏的本能恐惧，会导致披萨被消灭、色拉完好无损。

对食物的联想可能会贯穿一生[30]。年前（甚至50年前）的餐桌故事会影响我们直至今日。我们可以用主观意识去扭转这些习惯，但一旦我们遁入无意识饮食，这些习惯仍挥之不去。

▶▶ 微调策略7：让惬意美食更惬意

节食时说出"我这辈子再也不碰炸鸡还有冰淇淋了"之类豪言壮语，注定会功亏一篑。惬意美食使得生活更有乐趣。关键在于学会平衡和兼顾。

• **不要委屈自己。**许多节食计划还没起效就失败的原因之一是，它们剥夺了我们喜爱的食物和生活方式。它们还要求我们放弃既定的生活习惯，一心只管食物热量，无视世代演变形成的饮食偏好，抵制几十亿美元的食品市场。逐步调整饮食习惯，最好的做法是不要委屈自己：保留惬意美食，但是减少些分量。我们的研究还表明，多数人至少有几个相对健康的惬意美食。少量食用，就能坚持长久。

• **重设惬意美食。**如果你的惬意美食主要是曲奇、糖果、薯片和蛋糕，一切还来得及补救。正如那位在20多岁时喜欢上美式惬意美食的中国留学生一样，我们也可以重设自己的惬意美食。重点是要逐渐将更为健康的食物与开心的场景结合起来。如果要庆祝胜利或是减缓挫折感，不要吃"死神巧克力"的圣代，而改吃小份的新鲜草莓冰淇淋。这样的牺牲不大，而且不久之后它会一步步成为你的"心头好"食物。

8

营养把关人

大多数人会有这样的错觉：我们主导和决定着自己的食物选择。这本书读到这里，希望你们已经相信自己想错了。许多食物选择是一种习惯。有些是我们生来就继承的，有的是在我们的父母以及他们使用的食物奖惩手段的熏陶下，有意识或无意识地形成的。

食物奖惩手段吗？当然了。还记得你需要吃完蔬菜才能吃甜食，考到好成绩才能去吃DQ冰淇淋，要吃光盘中餐，才能拯救所有穷国的饥饿儿童吗？等我们有了下一代，对孩子也会用同样的奖惩手段。随着他们年龄的增长，他们会越来越体现出我们传给他们的或世代传承，或被熏陶出来的食物习惯，就像是传家宝一样。

如果你想要与自身的食物基因做斗争的话，这里有抓住第二次机会的方法：当一个营养把关人。

在我们生活中，对食物影响最大的是营养把关人。这就是我们家中那一位主要负责食物采购和准备三餐的人。无论他们的厨艺是精湛还是"水平堪忧"，他们对家人的营养日复一日地起着重要影响。

▷ 营养把关人以及邻居家的烹饪能手

在大部分家庭中，一日三餐和点心的内容都取决于食物采购者（即营养把关人）买回家的食物。虽说营养把关人不总是意识得到这一点，他们确实强有力地塑造着一家人在家和在外的饮食内容。

假设一个十来岁的小孩想吃果酱馅饼，但橱柜里就是没有它怎么办？营养把关人事实上早就打算不考虑这些零食。很想吃果酱馅饼的可怜孩子要么自己特地去食品店跑一趟，要么就要使劲央求爸妈下次购物时先买这个。

营养把关人的影响到底有多大？

2005年8月的一个上午，华盛顿特区的天气闷热得像菲律宾的马尼拉，我在美国糖尿病教育家协会（the American Association of Diabetes Educators）的一次大会上见到了800位营养师、护士和医生。这些专家的工作就是了解人们应该怎么吃、实际怎么吃。他们观察糖尿病人（以及他们的家人）的日常饮食情况。我询问他们关于营养把关人，即一家中主要负责采购和烹饪的人（近90%是同一个人）的情况。我请他们估计一下在营养把关人的掌控下这些家庭所吃食物（包括零食、正餐、外食等全部在内）的百分比。他们的答案让我大吃一惊。

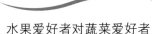

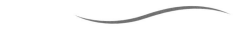

水果爱好者对蔬菜爱好者

水果爱好者跟蔬菜爱好者有不同吗？我们调查了770人，发现了一些有趣的区别[1]：

与一般人比起来，蔬菜爱好者：

- 喜欢尝试新的食物做法，喜欢在家请客吃饭。
- 爱吃辣的食物。
- 自认为做菜有营养。
- 喜欢在晚餐时偶尔小酌。

与一般人比起来，水果爱好者：

- 吃饭时常吃甜品。
- 很少下厨。
- 不喜欢新做法，不爱在家请客。
- 喜欢偶尔吃根巧克力棒。

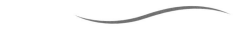

退回来看，这个调查的结果很有道理：水果吃起来很方便，但蔬菜通常需要料理。喜欢吃蔬菜的人可能更习惯烹饪，就更有信心挑战新的做法，或是请客吃饭。

水果一般比蔬菜甜，所以水果爱好者可能更喜欢味道偏甜的食物、甜品和糖果。但是，蔬菜的味道则五味皆有。可能因为这个原因，蔬菜爱好者更喜欢异国风味食物或者辣味食物的重口味、咸鲜味，甚至红酒苦涩的单宁味。

他们估计，营养把关人掌控了子女和配偶72%的饮食决定[2]。归根结底，是他们采购了家中几乎所有食物，是他们给孩子准备午餐或是给他们午餐费、点心费，是他们通过建议或自己点餐，影响了一家人在餐厅吃饭时所点的菜。

我们之后请2,500多位父母估计这一百分比。他们的答案会上下浮动10%，但程度是一致的。只有一类人与众不同，因为他们的估计不约而同地很高。这些人也是那些自我评价为"烹饪能手"的人。这有一定的道理。它与我们所做的一项研究一致，我们发现，很多蔬菜爱好者要么自认为是烹饪能手，要么声称家中有烹饪能手[3]。但到底哪些人是烹饪能手，他们何以有这么大的影响力呢？

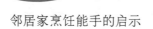

邻居家烹饪能手的启示

一项关于317位烹饪能手的调查显示，他们大多数人往往属于五个基本组别[4]：

- 奉献组（22%）。他们和气、热情、人缘好，擅长在家庭聚餐和大宴宾客时准备家常美食。奉献组很少尝试做创新菜，而是坚持烹饪传统佳肴。奉献组的唯一缺点是，他们往往会为家人提供太过丰盛的家常美食。

- 健康组（20%）。他们乐观、爱读书、热心于环保，最有可能尝试鱼类和包括香草在内的新鲜食材。

- 创新组（19%）。他们在所有煮妇煮夫中是最有创意、最引领风潮的。他们很少遵循菜谱，而是会尝试各种食材、各类风味和烹饪方法。

- 效法组（18%）。他们通常喜欢周末下厨，有烹饪天分，但非常依赖菜谱。虽说他们在厨房里动作有些慢，但是他们的作品总是跟烹饪指南上的照片如出一辙。

- 好胜组（13%）。社区里的"料理铁人"（美国一个烹饪挑战节目——译者注）。好胜组个性好强，下厨是为了博得赞誉。他们是完美主义者，对于烹饪和待客都很较真。

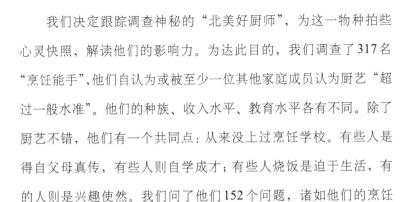

我们决定跟踪调查神秘的"北美好厨师"，为这一物种拍些心灵快照，解读他们的影响力。为达此目的，我们调查了317名"烹饪能手"，他们自认为或被至少一位其他家庭成员认为厨艺"超过一般水准"。他们的种族、收入水平、教育水平各有不同。除了厨艺不错，他们有一个共同点：从来没上过烹饪学校。有些人是得自父母真传，有些人则自学成才；有些人烧饭是迫于生活，有的人则是兴趣使然。我们问了他们152个问题，诸如他们的烹饪方法、内容、时间，他们是怎样的人，业余爱好是什么。我们发现，他们中有82%的人相当符合上面五个性格组的之一[5]。

各组厨师（仅一组除外）似乎都会帮助家人吃得更健康。他们的做法是提供品种丰富的食物。品种多样的膳食，可使得用餐更愉悦，引导家庭成员拓展味觉，而不是拘泥于人们天生喜爱的油、咸、甜的食物。

哪一种好厨子对于成人饮食习惯的影响最不积极呢？很有趣，它是最常见的一组：奉献组。虽然奉献组厨师做菜标榜丰富多样，但是其形式多半是高热量菜肴、烘焙美食和甜品。

这是不是意味着，如果你厨艺不佳，你的孩子就注定一辈子吃达美乐披萨和费多利薯片呢？当然不是。对我们这些"厨艺不怎么样"的人来说，叫外卖的关键在于，我们可以做的就是丰富餐食品种。怎么做？第一，要买不同的食物；第二，尝试新做法（包括异国料理）；第三，在喜欢的做法中，用不同的食材替代（主要是蔬菜和香料）；第四，把孩子们带到食品店，让他们选择一种新的健康食品；第五，去地道的异国料理店吃饭。（抱歉，麦当劳不是苏格兰餐厅。）

当孩子可以接受各种食物的味道，用健康食物替代较不健康的食物，就比较容易了[6]。他们甚至会喜欢除披萨、薯条和果汁之外的食物。你的女儿会慢慢地喜欢吃西兰花吗？也许不会，但是她也许比较愿意偶尔在晚餐时吃它，或是浇上低热量的牧场调味汁当小吃[7]。

食物传承：有其母必有其女

有时我们会听到，一个孩子对甜食、蔬菜或是辛辣食物的喜好，是从父母那里"继承"来的。虽说基因的说法尚无定论，但可以确定，当孩子还在娘胎里时，就学会了母亲的一些口味偏好。大家应该记得，孕妇在孕期最后三个月饮用胡萝卜汁，她们的孩子数月后喜欢胡萝卜味麦片的概率会大为上升[8]。

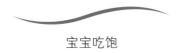

宝宝吃饱

大多数孩子在两岁时会经历挑食阶段，但是当他们一岁时，只要够得到的东西都会被他们送进嘴巴。这是一次绝佳机会，可以让他们认识到各种健康的新口味——甚至孩子们不喜欢的蔬菜。

我的实验室最近开始一项研究，名为"宝宝吃饱行动"。我们在全国招募了一群一岁孩子的父母，鼓励他们（在儿科医生的指导下）勇于创新，甚至大胆尝试，把各种食物（包括牛油果、芦笋、新鲜的凤尾鱼等）放在他们的贪吃宝宝面前，或者加到婴儿食品当中。

我们的推测是，所以这些食物品种将使他们的幼小味蕾倾向于喜欢各种健康食物。虽然这种偏好可能会有几年的蛰伏期，但是当他们发现自己热爱卡门奶酪和生姜甜菜葡萄干时，这种偏好就会被逐渐激活了[9]。

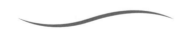

婴儿不但在娘胎里就形成了口味偏好，而且在四个月大以前就开始知道自己喜欢和不喜欢的东西了。之所以这样，是因为父母或抚养人会有意无意地发出食物好吃或难吃的信号，让孩子得到耳濡目染。

这个现象是在20世纪40年代的麻省女子教养院中被首次发现的。关押在那里的女囚犯被获许留下自己三岁以下的孩子，可以经常去幼托所看望他们和保育员。孩子们的饮食内容都被记录在案，这样就能观察到他们的果汁偏好突然改变的时间。教养院的心理师西比勒·埃斯卡洛纳（Sibylle Escalona）渐渐地开始怀疑，是保育员在无意之间影响了孩子们的口味偏好[10]。

她的报告一开头这么说："我们偶然地注意到，许多不足四个月大的婴儿会不约而同地表现出对橙汁或番茄汁的厌恶。"她接着讲述道，那些已经三周左右不肯喝橙汁的婴儿，会在两三天内突然喜欢上橙汁。她发现这些突然的改变来自保育员的变动。通过询问发现，新的保育员中有几位非常喜欢橙汁，而不喜欢番茄汁。不知怎么地，这种偏好传染给了婴儿。

但这是如何发生的呢？值得一提的是，我们知道，即便是刚出生两天的新生儿也会模仿大人的面部表情[11]。可能的原因是，基于个人对食物的感受，这些保育员下意识地表现出了一些微妙的喜恶迹象。稍纵即逝的微笑或是苦相也许很能说明，为什么这个宝宝随爸爸一样爱吃甜食，而那个宝宝却随妈妈一样爱吃蔬菜。同样很有道理的是，人们在给婴儿喂食前，会假装尝味道说"嗯……好香！"，然后在喂这些小家伙时，张开嘴发出飞机库般的呼噜声[12]。

埃斯卡洛纳的偶然发现历久弥新。看到一个人在吃东西时露出苦相，哪怕食物味道其实不错，小孩子都会望而生畏[13]。微笑和亲切的效果正相反——要哄孩子吃新食物，用甜言蜜语比用吓唬管用。比起凶相的大人，和气的大人不停地给孩子不甜的菠萝或腰果，会让他们更容易喜欢这些新食物[14]。

孩子继承我们的可能不但是口味，也可能是我们对于食物和吃的态度。在耶鲁大学一项关于正常体重一岁孩童的研究中，对体重问题过度焦虑的母亲在用餐时的举动更可能反复无常。她们有时会催促自己一岁的孩子多吃点，有时又鼓励他们少吃点，有的时候喂他们喂得很匆忙。比起不担心体重问题的母亲，她们在给婴儿喂食时情绪更容易激动[15]。在如此天真无邪的年龄，孩子就感受到了这种焦虑，以及这些饮食困扰。

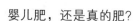

婴儿肥，还是真的肥？

答案部分取决于父母。一项对华盛顿州854个三岁以下孩童的研究显示，如果父母中有人肥胖，孩子长大后肥胖的可能性高两倍。如果你超重，你的孩子长大后有65%～75%的机会超重[16]。

这么说，你上四年级的孩子身上的小肚腩是婴儿肥吗？

如果你也挺着个肚腩的话，就不是了。

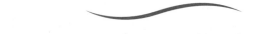

▷ 食物熏陶和大力水手计划

在20世纪初的沙皇俄国，生理学家伊万·巴甫洛夫（Ivan Pavlov）经常通过按铃使狗儿们将铃声与食物联想起来。最终，每当听到铃声，即便没有食物，狗儿们也会开始流口水。

80年之后，心理学家利恩·伯奇重新进行了巴甫洛夫的经典实验，只是做了一些改动。她的研究组会在一个特定地点反复地给一些学前儿童零食吃，他们在那里一直能看见旋转灯、听到某首歌。他们逐渐将灯光和歌声与零食时间和吃东西联系起来。有一天，他们刚刚吃完午饭，她就打开灯、播放那首歌。他们不管三七二十一又吃了起来[17]。

但是我们并不需要灯光和音乐才能熏陶孩子。我们用言行举止就能有效做到这一点。

比如大力水手计划[18]。我的实验室试图了解一些孩子对健康食物（比如大多数孩子通常不会喜欢的烤鱼、西兰花甚至海带等）顺利产生良好印象的原因。研究开始后，我们对孩子和父母单独进行了访谈。在开始几周后，这些访谈的走向发生了戏剧性转变。

我们估计，对于健康食物印象良好的孩子是通过像我所讲过的途径，从父母那里"继承"这些印象的。虽然在不少案例中这是对的，但是其他案例中的父母并非顺其自然。这些父母会清楚地将这些食物与好处挂钩，比如"吃菠菜能让你像大力水手那样强壮"。有些孩子从小就喜欢吃鱼，因为他们的父母说吃鱼会让他们变聪明。有些孩子则被要求吃胡萝卜，这样他们可以看得更远；吃香蕉，这样他们会有强壮的骨骼；吃水果，这样他们在夏天会很凉快。有几个孩子(他们的父母原本来自中国)甚至从小就吃(而且喜欢吃)海带，因为大人告诉他们吃紫菜能预防"胃病"(或者，他们父母后来会澄清说是甲状腺肿大)[19]。很难理解，这会成为一个四岁小孩的巨大激励。开学第一天说这话让人印象深刻："嗨，我叫詹妮弗。我暑假去了海边，吃了海带，这样我就不会得甲状腺肿大了。"

我们目前在大力水手计划中已经访谈了几百个三到五岁的小孩，收获了不少关于健康饮食的认知，也收获了一些意外。在纽约州雪城郊区的一家日托中心中，有一些孩子对西兰花有着异乎寻常的强烈偏好。这吸引了我们的关注，因为这种苦涩的蔬菜不如其他蔬菜（比如胡萝卜和豌豆）那么适合儿童的口味。这些孩子中很多人告诉我们，他们喜欢西兰花的原因是，他们的朋友喜欢吃它，或是它很"酷"。这些印象大多可以追溯到一对小兄弟。在对他们的阶梯式访谈中，他们两人都说西兰花让他们想到恐龙树，因此会喜欢它。这有些荒唐，但是鉴于它在日托班孩子当中似乎有着广泛影响，我们单独访谈了孩子的母亲。我们得知，她哄得他们相信，西兰花看上去像一棵恐龙树，当他们吃西兰花时，他可以假装自己是"吃恐龙树的长脖子恐龙"。两个孩子是三岁和五岁，正处于喜欢恐龙的年龄，这在他们看来是很酷的，而且很快就让他们的朋友也觉得很酷。是洗脑、熏陶，还是父母的智慧足矣？恐龙万岁！

我的实验室不久前试图用一群假期圣经学校的孩子求证这个现象。孩子们可以从一个自助午餐中选择自己喜欢的食物，但是我们每天都会修改食物名称，让他们有更好的联想。比如，我们把豌豆改称"力量豌豆"后，选豌豆的孩子人数几乎翻了倍。我们不拘一格的改名，最难为情的是一种类似V8的蔬菜汁。我们将它改名为"雨林冰沙"的那些天，它都被一抢而光。

这些联想也能在反面起到效果。我们也可以制造对不健康食物的不良联想。虽说这个问题没有太多研究成果，但这个领域里趣闻很多。

乔伊斯是个有趣的例子。我认识她时，作为成年人，她从未对蛋糕和曲奇饼干有过兴趣。45年以来，她从来都不需要像我们大多数人一样去抵抗甜食的巨大诱惑。为什么她没有明显的甜食嗜好呢？答案是《谍网迷魂》（*Manchurian Candidate*）式的洗脑。她小时候，母亲再三告诉她，饭前饭后吃甜食是下等人的爱好[20]。很极端，是的。耸人听闻，是的。但是因为家里没有甜食，而且因为吃甜食被视为一种（没来由的）耻辱，乔伊斯从没有养成困扰很多人的甜食爱好。

历史悠久的逃避蔬菜招数

如今的孩子依然用着跟他们父母一样的逃避蔬菜的经典招数。根据"市场事实"公司1999年为蔬菜食品品牌"绿巨人"所进行的调查，最常用的三种招数是[21]：

40%：摆弄盘子里的蔬菜，让它看起来少点。

16%：把蔬菜喂给狗吃。

12%：把蔬菜给弟妹或是喜欢吃蔬菜的人吃

▷ 设定终生的取食量习惯

在三到五岁，我们的饮食习惯会发生足以增胖的转变。你可以给三岁孩子很多食物，他们只会吃到不饿就不吃了。他们并不受到给食分量的影响。但是就五岁的孩子而言，你给多少，他们几乎就吃多少。给得多，他们就吃得多，甚至于他们每吃一口的分量也会受到影响。

食物奖惩手段的四种不良极端

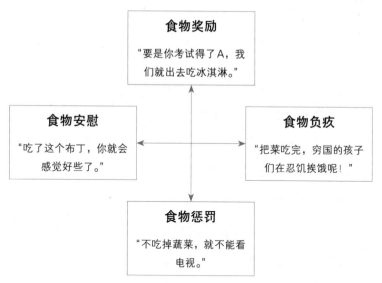

宾州大学的利恩·伯奇和贝勒医学院的詹妮弗·费希尔（Jennifer Fisher）对此有着生动的诠释[22]。他们给了三岁和五岁的孩子中份或大份的芝士通心粉后，三岁的孩子们无论得到的分量多少，吃掉的分量都一样。他们吃到饱，就不吃了。五岁孩子则迎难而上，得到大份食物时多吃了26%的分量。几乎一样的现象发生在大人身上。我们听任取食分量影响我们的食用量。

取食分量在用餐时很成问题，在吃零食时问题更严重。怎样才是健康的零食分量？孩子往往认为，他们的取食量是没有限制的，而且可以商量——差不多是，任何可以拿到的食物，或是任何可以从父母那里逃掉的食物。如果巧克力棒是2盎司装的，那正确分量一定是2盎司。如果巧克力棒是4盎司装的，那正确分量一定是4盎司。

假设你在做花生酱加果酱三明治当点心吃，并给了你的孩子一半。那么给食分量就是一半的三明治么？如果另一半三明治还在餐台上，就未必是。在这里，孩子的取食量包括任何现有可以吃的东西。如果你买了大量葡萄干，并给了你的孩子四分之一杯，会发生什么情况？如果大桶葡萄干在视线范围内，你就得跟讨要更多葡萄干的孩子做斗争了。

我们怎样调整取食量，使其更为合理、商量余地更小呢？

如果你为了省钱大批采购食品，你可以用食品袋的花招。记住，似乎没有人真知道"正确"的取食分量。我们往往会看看包装好的食物或是拿到的食物，就以为这一定是一份的量了。我们可以把这种概念用在孩子身上，给他们零食时，不放在餐盘里，而是放到食品塑料袋里（或者甚至可以放在小的保鲜盒里）。

像大人一样，孩子会根据外部信号来决定自己是否想要多吃点。如果他们觉得食物还相当充裕，就很容易觉得自己还饿着。例如，在我们的一项实验性研究中，我们发给一个日托中心的五岁孩子们每人六块迷你饼干，或是放在自封袋中，或放在盘子里。他们吃完饼干后，我们问他们是否觉得还需要更多的饼干。拿到装盘饼干的孩子觉得厨房里还有更多的饼干——而且他们想要吃。拿到一袋饼干的孩子更倾向于认为饼干都吃完了，点心时间结束了。

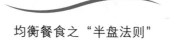

均衡餐食之"半盘法则"

什么是均衡餐食？这里有一个规划餐食的轻松经验法则。对于午餐和晚餐而言，餐盘里一半应该是蔬菜和水果，另一半是肉类和淀粉类食物。餐盘法则有很多变式（比如"爱达荷餐盘法"[23]），但只要掌握了基本的半盘法则，就不会把意面加肉丸看成均衡餐食了（加一份色拉即可）。

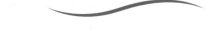

▶▶ 微调策略8：自告奋勇，当正式的营养把关人

无论好坏，营养把关人控制了一家人饮食内容的72%。孩子们会吃好吃的食物、方便的食物以及他们认为合适的分量。你可

以用这个规律帮助他们培养受益一生的饮食习惯。

● **要推销得当**。食物不应成为奖励或惩罚。不过，健康食物可以是新鲜、爽脆、令人神清气爽的，也可以使你更强壮、更聪明，还有可能"预防甲状腺肿大"（它们甚至可以是长脖子恐龙吃的东西）。要有说服力。

● **品种要丰富**。我们的一些早期研究提示，孩子接触到的食物品种越多，他们的营养就更为全面。尝试新的做法、新的食材、异国料理和不同风味的餐厅，这些会共同帮助我们兼容并蓄，改变吃垃圾食品的习惯。

● **采用半盘法则**。在家中采用半盘法则可以将餐食引向更为均衡的方向，可以帮助你的孩子们形成健康餐食的基本模式。牛排加土豆是均衡餐食吗？不，它们只是餐盘里的一半——另一半仍需要蔬菜或是沙拉。

● **取食量正规化**。给孩子零食时，放在封口食品袋、保鲜盒里或是用保鲜膜包好，让食物分量显得比较"正规"。不要让他们看到剩余的零食。我们发现，餐台上任何剩余零食都会增加孩子心目中的取食分量。吃零食的时候要把餐台清理干净。

快餐流行病

为什么快餐征服了全世界？首先，因为我们被设定了喜欢快餐的先天基因。更准确地说，快餐就是为我们而生的，满足了我们经过世代进化后热爱的口味。我们先天就被设定为喜欢油脂、盐、糖的味道。高脂食物使祖先能够储存热量，对付气候造成的粮食短缺。盐分帮助他们储存水分，防止脱水。糖分帮助他们区分可食用的甜莓果和有毒的酸莓果。我们对于油脂、盐和糖的口味偏好，让我们懂得优先选择那些最有可能让我们生存的食物。

　　关于快餐食品，我们所热爱的一切，几乎都是以狩猎采集为生的祖先们梦寐以求的。薯条和薯片有盐和油脂，甜甜圈和果酱馅饼有油脂和糖分，可口可乐和百事可乐有糖分和盐分，而巧克力棒几乎三者都有。

　　有人把这看成是"我们"与"他们"的对抗。他们认为，快餐食品让人上瘾，是摧毁健康的阴谋。他们认为，狡诈的商家将快餐食品塞满油、盐、糖，因为他们知道我们会吃它、喜欢它，而且会一次次地回来再吃。食品公司真的在其食品中加了他们知道我们会吃、会喜欢的成分吗？绝对有——他们的罪证确凿。你的外婆也不例外，她会在自己的秘制意面酱里加一些神奇调料（比如过量的盐），用大量黄油和糖做饼干，在感恩节火鸡上时涂上它自身的油脂——火鸡自身的油脂！她也罪证确凿。

但是，你的外婆并不比我们更有罪，因为我们请朋友来吃饭时，会把所有能加的调料、黄油和糖统统加到晚餐的饭菜里去，这样我们的朋友就会说："嗨，这很好吃。"你的外婆也不比很多高级厨师更邪恶。在他们只接受预订的餐厅中，味道就是一切。在一些热门的公款消费餐厅，它们的招牌菜里会用整条黄油。这些菜可是食客趋之若鹜的。

快餐食品企业给了我们想要的味道，他们用两个更要紧的优势来锦上添花：实惠和极尽便利。你不用在中午给汉堡解冻，或让外婆在火热的炉灶前劳作，只需说："超值套餐二号——要大份"，都不用踏出汽车。

我们要记得，把车丌进快餐店停车场的人，开的车一般不是用现钞购买的宝马或是路虎揽胜，他们也没有公款消费账户。按照塔可约翰的策略总监埃里克·哈维兰（Eric Haviland）的说法，一般的快餐消费者更可能是"兜里有几块钱，想用这钱买到物廉价美的食物"[1]。塔可约翰的对手塔可钟的做法与此不谋而合，他们在20世纪90年代中期取消了"边境之光"（Border Light）低热量菜品。10年后，他们的品牌定位宣言是"吃得饱"。对于一个兜里只有几块钱，要吃午餐的饿鬼而言，吃得饱比只吃一份油醋汁色拉要诱人得多。那些最挑剔快餐食品的人，通常不属于"兜里只有几块钱"的目标客户群[2]。

▷ 我选我口味，丰富又便利

除了传给我们对油、盐、糖的口味嗜好，我们的原始基因还使我们喜欢多样化的饮食。我们吃的食物品种越多，就越有可能获得人体所需各种营养素。我们无须了解维生素 C、维生素 B2 或是复合糖的区别。我们对食品多样性的天然偏好会确保我们摄取足量的各种营养素。而且，如果食物是方便的，就再好不过了。

还记得第 4 章里那只饥饿的小鼠在闻到猎鹰味道时是作何反应的吗？就像那只小鼠一样，我们的祖先四处觅食所花时间越少，他们遭遇比自己更强大、更饥饿动物的风险就越低。对他们来说，便利性实际上有着利于生存的价值。

由于这种偷懒的习性，我们就有了方便的、容易打开的包装、每层楼都有的自动售货机，以及就近街角的快餐店。我们还有机会买到几乎任何我们想吃的开袋即食或加热即食的食物。要是嫌加热食物太麻烦，我们还有汽车餐厅和披萨免费外送。

七大热门食物——点击率最高的餐厅食物[3]

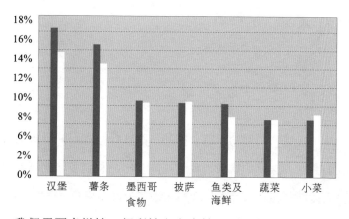

我们需要多样性、便利性和实惠性，而且都得偿所愿了。赛百味三明治包装纸宣传说，它有7种三明治可供选择，脂肪含量低于6克。汉堡王的三明治包装纸上也会印着信息。上面写着："你有权随心所欲。对这个汉堡包，你有权细嚼慢咽、狼吞虎咽或是哧溜着吃下去。你有权吃得像一只娇贵的小鸟。你有权再点一份汉堡包。你有权希望它跟第一个一样美味。"我不知道你怎么"哧溜着"吃汉堡包，但我肯定这是宪法赋予的自由。

然而，受到越来越多指责的并不是快餐店在他们的食品包装和托盘垫纸上印的快餐食品广告，而是他们忽略了的：营养信息。

▷ 麦当劳赛百味研究及信息假象

不知道是哪里的何许人也，想出了一个主意：如果我们能让全世界所有人通过一个营养测试，我们就会都吃水果和蔬菜，从此就永远苗条而幸福地生活下去了。我们大都明白水果蔬菜对身体有利，但我们会把这一信息归类在"明明知道但不愿面对"的事项里。对某些人来说，这类事项挺多的：

- 我们明白，每天早上应该做仰卧起坐。大多数人恰恰只做一下仰卧起坐，就是起床的那一下。

- 我们明白，汽车每跑 3,000 迈就得更换机油。但是有些人会等到车窗上的提醒贴纸泛黄、掉落，在我们下车时沾到鞋底为止。

- 我们明白，每次饭后都得清洁牙齿。我觉得连牙医都不常做到这一点。

尽管我们往往忽略那些自己不愿意面对的事实，有不少善意的人士大力提倡，在所有出售食品上都附上详细的营养信息。在这个领域里，营养信息之王当属赛百味连锁店。

赛百味很注重信息公开。他们在海报上、餐巾上、杯子上、餐盘垫纸上和徽章上都印有营养信息。连他们的广告都是讲营养和新鲜食材的，或者是讲他们的广告代言人杰瑞德，或者是讲杰瑞德在讲营养和新鲜食材。那么，如果赛百味是贪吃王国里的靠谱国王，那么坏人是谁呢？

有人说，不是别人，正是罗纳德·麦当劳。毕竟，即便赛百味把他们的良苦用心连同脂肪含量都印在店里每一片纸上，麦当劳还是只用蝇头小字把它们印在一张海报上，而且因为离油炸箱的热气太近，它们都没法读。就给我超大份的吧，别多想了。

2003 年，在华盛顿特区的国家科学院医学研究所举行了一次食品论坛的座谈会[4]。在这次非公开的座谈会上，有一位主讲人称赞赛百味为业界良心和消费者教育的标杆。他演讲结束后，有人（好吧，此人便是我）大胆发问："大家在赛百味就餐时，他们周围都是信息。你有没有相关数据说明他们是否注意到了这些信息，或者这些信息对他们的进食量是否有所影响呢？"此话一出，就好比我们生活在中世纪城堡里，然后有人刚刚声明世界不是平的。现场先是沉默，然后是不屑的摇头和窃笑。演讲人说："那是自然了。"口气有些屈尊俯就，有种"你这傻孩子"的意味，"他们当然会看到这些信息，当然会因为这些信息吃得更健康了。"

当然，并没有烦人的证据来支持这一断言。也没有数据表明人们因为这些信息吃得更健康了。他们甚至证明不了食客吃完午饭时是否有人读到或是记得那些营养实情。

当你去一个"健康"餐厅时，你是否关注自己所吃的食物，或是因为食物大致健康就大吃特吃呢？或许，你在吃健康餐时竟然会要一块曲奇来慰劳自己？我们为揭晓这些问题的答案所做的努力最终成就了所谓的"麦当劳—赛百味研究"[5]。

我和法国同事皮埃尔·尚东带领一组本科学生，对总共 250 位刚在赛百味的不同分店吃完午餐的食客进行了访谈。我们问他们自己觉得摄取了多少热量，记得在餐厅看到的具体营养信息是什么，该信息是否会在今后对他们产生影响。我们同时请他们列出自己所吃的确切内容：三明治的馅料有什么，有没有吃薯片，有没有续一两次汽水等。访谈完成后，我们拿着营养海报坐下来计算他们点单和吃掉的全部热量。这样我们就可以比较他们自认为吃掉的热量和实际上吃掉的热量。

接着，我们又在离这些赛百味餐厅50米以内的麦当劳餐厅做了同样的调查。

在250位准备离开麦当劳的食客当中，只有57位能略微复述出他们刚刚所吃食物的营养成分。他们中有18人记得麦当劳提供了一些类似色拉、低脂卷等低热量的餐点选择，但只有5位点过。对食物营养提到最多的话是，食物热量高、不健康，紧跟着一句"但很好吃"。当被问到提供更多营养信息是否会让他们改变所吃的食物，他们大都说"大概不会"。麦当劳的午餐食客平均饮食摄取热量是惊人的1,093卡路里，而他们自己的估计只有876卡路里。实际比他们想象的多了25%。

在250位准备离开赛百味的食客中，有157位记得一些营养信息，63位准确地说出一些三明治脂肪含量低于6克。其他人大致觉得食物是"健康"的，但是说没在意具体细节。这种"健康光环"使得其中很多人误以为赛百味所有食物的热量都很低。有两位甚至觉得每个三明治的热量都低于7卡路里。

他们吃了多少呢？157位记得赛百味营养信息的食客大都没

选低脂三明治，而是直奔那些有肉丸、冷切肉、培根的高热量三明治。而且他们大都没忍住芝士和蛋黄酱的诱惑：77%的人吃了加芝士的三明治，79%的人加了某种酱，53%的人点了并且吃完了一袋薯片，27%的人没有在收银台抵制住大块曲奇饼干的诱惑。哦，还有饮料：37%的人点了高热量的软饮，41%的人至少续了一次杯。

赛百味食客估计自己所吃热量平均为495卡路里，其实是677卡路里，比自己认为的多了34%。

赛百味的用餐者天真地认为，自己碰到的东西全都对自己有好处。而麦当劳的用餐者的想法似乎没这么浪漫。麦当劳的广告从来没说过，薯条和加倍芝士培根汉堡会让你瘦成闪电。

赛百味不一样。食客对营养和减肥功效的推测不单单是来自餐巾纸、餐盘垫纸和饮料杯，他们也能从它的广告里得到这个印象。它似乎使他们对所吃食物产生错误的信心，让所有的赛百味食物都被笼罩在健康光环中，哪怕是蛋黄酱、培根、薯片、曲奇和大杯饮料。

不过赛百味的食客仍然比麦当劳的食客记得的信息多、吃到的热量少。现在也是麦当劳做出改变的时候了。2006年，不但在麦当劳的包装纸上出现了营养信息，麦当劳叔叔也更苗条了，他好像少吃薯条多运动了。让我们期待来年他在铁人三项比赛中的精彩表现吧。

▷ 低脂标签会让人发胖吗？

当今世界充满了无脂肪、无淀粉、无碳水化合物的产品。我们看到这些标签时，往往以为这些食物对我们有好处。用非黑即白的观点看，大多数食物不是好的、就是不好的。但是低脂是否能与"健康"自动画等号呢？

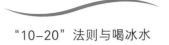

"10−20"法则与喝冰水

在我们进行的所有饮品调查中，人们都低估了自己所喝饮料的热量——通常低估约30％。无论软饮、牛奶、果汁或是葡萄酒都是如此，尽管饮料机带来的风险最大。

我的实验室制定出一个"10−20"的经验法则，教人们估计饮品热量的方法。"稀饮"（比如软饮、鸡尾酒、果汁和牛奶）每盎司热量约为10卡路里，"稠饮"（比如冰沙、代餐奶昔等）每盎司热量约为20卡路里。这比较粗略，但总比盲目地喝好点。你在麦当劳就倒了32盎司的可乐吗？想想看，320卡路里热量，包括冰块哦。

有趣的是，如果喝饮料加冰块，你其实能燃烧掉一些热量。由于你的身体必须调动能量给冰镇饮料加热，实际上你每喝一盎司冰饮就燃烧了约1个卡路里的热量[6]。因此，那份32盎司的饮料会让你消耗35卡路里给身体加温。

没什么大用？如果你每天都按推荐喝8杯8盎司的水，并且在这64盎司的水里加冰，你一天就会多消耗掉70卡路里的热量。这很接近无意识额度了。

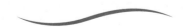

当纳贝斯克（Nabisco）饼干公司推出"健康零食"（Snackwell）无脂饼干后，它们被一扫而光，一部分原因是，至少有些人相信，吃它们会拥有超模身材。等过了半年、长了6斤赘肉后，要是这些品牌死忠粉肯费心用放大镜看看食品标签，就会发现这些饼干糖分很高，而且热量只比普通品牌的饼干少了30%。许多无脂或减脂产品也有同样的情况。减脂版的热量不比常规版的低很多。但是我们看食物是非黑即白的，所以我们老是会掉入陷阱，认为某样食物要么百分百健康，要么百分百不健康。

"麦当劳赛百味研究"亮出红灯警告我们，我们对食物的一般印象会轻易误导我们。你以为只要不碰快餐，只吃豆腐和低脂麦片就安全了吗？要是这样想，你不过是又亮起了一盏红灯。

就说麦片吧。虽说低脂麦片的脂肪含量确实比普通麦片的低，但它的热量只低了约10%[7]。当你自以为"这对身体有好处"时，在不知不觉中毫无负疚感地多吞下10%的麦片并不费事。

在观看《哈扎德县》录像的那个研究当中，我与皮埃尔·尚东发了即食麦片包，上面标示着"落基山脉低脂麦片"或者"落基山脉常规麦片"。其实所有麦片都是低脂的。当观众边录像时边嚼麦片，但是拿到"低脂"标签的观众组吃的时间比另一组长得多。我们在影片放映结束后称了剩下的麦片，发现那些认为自己吃了低脂麦片的观众多吃了49%。即便两组麦片都是低脂的，这也意味着他们多摄取了84卡路里的热量。

脂肪很重要，但热量很关键

	常规版（卡路里）	低脂版（卡路里）
无花果饼干（1块）	56	51
巧克力饼干（3块）	160	150
花生酱（2匙）	191	187
香草酸奶冰淇淋（1杯）	104	100
鸡汤面（1杯）	120	140
即食麦片（1份）	196	173

人人都会被低脂标签误导。但是造化弄人，标签对那些超重者的影响甚至更夸张。例如，当我们为一个学习小组提供低脂巧克力时，超重者多吸收了89卡路里的热量，比拿到常规标签时多了46%。体重正常者也会被低脂光环所蒙骗，但是他们的常识似乎稍胜一筹——他们只多吃了16%[8]。

如果我们在找一个贪吃的借口，那么低脂的标签就给了我们这个借口。

▷ 健康光环与营养标签

标签会误导我们的另一个原因是，有时我们会对它们的意思产生多余的误读[9]。不相信？来看一个明证。

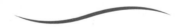

超大份的减肥餐

连减肥食物也有超大份的。"瘦身特餐"（Lean Cuisine）推出了一种多加100卡路里的速冻餐食，名叫"称心足量"，"慧丽轻体"（Weight Watchers）则推荐了一款比常规款分量更大的"智慧之选"。

在芝加哥以南约190公里的一家小型社区食品店里，有人在二号通道转角处向购物的顾客打招呼，发给他们两种能量棒的免费样品——一种标榜健康，一种则没有。

实际上，两种能量棒是一样的，只有标签不同。两种都有印黑字的黄色包装，但有些声称该能量棒含有大豆，有利于减低心脏病风险。

消费者拿到健康标签的营养棒后，他们不但认为这些能量棒有利于减低心脏病风险，还相信它们有利于缓解其他一些疾病（比如糖尿病和癌症）的风险。有人甚至称，该能量棒能弥补其他食物造成的损害——它是垃圾食品的解药。一条小小的健康声明，立刻给能量棒罩上一层光环，让人们高估了整个能量棒的健康程度[10]。

好吧，这并不是能量棒公司在测试不同的包装袋创意，此乃我实验室所为。我们对大豆本身并不感兴趣，而是对人们对功能性食品普遍赋予的健康光环感兴趣。（功能性食品是指那些除了营养价值之外还有着健康益处的食品[11]。）

我们的发现揭示了标榜健康标签的一个危害。人们相信能量棒更健康固然不错，但他们往往会过于乐观。除了相信它能对垃圾食品起到中和作用外，有些人甚至说它大概能降低先天缺陷风险。

我们通常不愿意花太多时间去看标签，或是思考它们[12]。相反，我们先对这个产品是否对我们有利产生大致想法，然后一切都顺理成章。大豆对我们有好处，所以这个大豆能量棒肯定有包治百病的神奇功效[13]。

很多热门的"健康暗示"也是如此。如果三明治上标示着"有利于心脏健康"，而且声称其脂肪含量低于6克，我们大概知道它并不包括蛋黄酱、油醋汁、加倍芝士、薯片和饮料。我们可能知道这一点，但我们想忘掉。我们想说"看样子挺健康"，这样我们就能吃一大堆其他食物。这样的话，我们最终吃了太多我们以为健康的食物。

▷ 一人份是多少?

人们会在意每份食物的量吗?不会。在正常情况下不会。跟标签上大部分信息一样,人们大多数不会关心它。一份奇多粟米脆的分量是28克,天知道那是多少?如果我们面对着一大袋,或是一大箱的多人份食品,一份的量差不多就是吃到饱的量。

只有食物单独包装时,每份的量才有意义。自动售货机卖的一袋M&M巧克力豆(大概57颗)对大多数人来说就是一人份。但如果我们拿到万圣节包装的小袋巧克力豆(大概28颗),那也是一人份。一瓶20盎司可乐的标签说它是"2.5"人份的,但有多少人会跟旁边的陌生人分着喝呢?也许,我们的块头是标签制作者的2.5倍吧。

我们会把包装袋或瓶子的大小与一人份食物的量联想起来。这里就是一个佐证:我和皮埃尔·尚东在做麦片研究时,也测试了食品分量标签对消费的影响。我们给一些观众发了标有一人份包装的麦片,给一些人发了标有两人份包装的麦片,而给第三组发了未标识分量信息的麦片。所有包装的分量都一样:640卡路里。

他们不可能忽略这些分量信息。跟普通包装不一样的是,它们用大号字体印刷,而且包装所列事项并不多,在这种情况下,它就产生效应了。人们以为的食物份数越多,他们吃得就越少。以为袋里是一人份的观众吃掉了207卡路里。以为是两人份的观众就少吃了39%。

如果袋子上没有分量的标记，大家觉得他们一般会估计是几人份的呢？尽管一袋麦片有满满640卡路里热量，他们却以为它是一人份的。

底线：6份单独包装的100卡路里食物就是6人份的。要是把袋子里的食物倒到一个600卡路里装的大碗中，这就成了我们想吃的一人份。

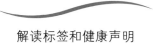

解读标签和健康声明

你对食品及药物管理局为产品标签设定的达·芬奇密码仍束手无策吗？且看下面的指南：

低（Low）：产品中某特定物质含量偏少，但仍足以对膳食造成影响。比如，"低热量"意味着每份热量不高于40卡路里；"低脂"意味着总脂肪含量不高于3克。

减（Reduced）：是营养可替代的产品（比如减脂产品），比"常规版"的脂肪含量至少低25%。

更少（Less）：意思跟"减"一样，但是在营养上不具有替代性。

清淡（Light或Lite）：营养可替代产品，比原食品的热量低三分之一，或者脂肪或钠的含量低一半。

无（Free）：该产品几乎不含脂肪、饱和脂肪、热量、糖分、钠或胆固醇等。"几乎"（virtually）意味着或有微量成分。

瘦（Lean）、精瘦（Extra-Lean）：这是针对肉类的。"瘦"是说每份的总脂肪含量低于10克，饱和脂肪低于4.5克，胆固醇含量低于95毫克。"精瘦"是说每份总脂肪含量低于5克，饱和脂肪含量低于2克，胆固醇含量低于95毫克。

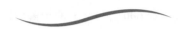

▷ 致肥食品去市场化以及取消超大份

所有食品公司在两方面都一样。无论你觉得他们是炮制垃圾食品的奸商，还是生产健康食品的良心商家，都不重要。无论他们是在漫长生产线上制造奶油夹心饼，还是在威廉姆斯索诺玛（**美国厨具连锁店——译者注**）商品目录上售卖手工有机大豆汉堡，也不重要。

他们都有这样的共同点：首先，只要你不断地买他们的食品，他们不会在乎你吃或不吃。其次，他们都追求利润。也许优先级恰好相反。

认识到这点很重要，因为有些人认为麦当劳、卡夫或是哈根达斯等企业就是存心要让我们发胖。其实，麦当劳根本不在乎我们买了大份餐食而吃一半浪费一半。他们在乎的是，我们从他们家买，而不是从哈迪斯、温蒂或是魔术盒等竞争对手买。他们只要卖出食物就能赚到钱。我们端着餐盘走到餐桌之后发生的事，他们毫无兴趣。我那位种玉米的叔叔莱斯特会有同样的想法。如果你告诉他："我想买三打甜玉米，准备把它们运回家后放在冰箱里一个月，然后扔掉。"他也照样卖给你。

企业都是想获利的。设想一下，从明天中午开始，我们去塔可钟和汉堡王都只点色拉，他们就会火速换掉菜单，比你报出"清淡意餐"的菜名还快呢。不到一年，大家就能随兴所至地去一家"塔可色拉钟"餐厅尽享边境美味了。再过一年，就该出现"西兰花王"快餐店了。

对于美国所有餐厅点单食物的新近调研显示，汉堡、薯条、披萨和墨西哥菜占到所有食物销售的将近一半。人们点这些食物的频率比点蔬菜和佐餐色拉多了5倍[14]。汉堡王供应一种比中份薯条更便宜的佐餐色拉。但是正如我家附近的汉堡王餐厅经理告诉我的，薯条点击率以30比1完胜。汉堡和薯条才是人们经常光顾的原因。

快餐公司并不在乎大家准备吃什么午饭。然而，他们确实在乎公司形象，并且会响应消费者需求。当麦当劳意识到有众多素食者后，菜单上就出现了素食汉堡。当低碳饮食俱乐部会员与日俱增时，汉堡王就有了低碳汉堡。汉堡王多年来的口号是"我选我口味"。曾经，汉堡王里的每一张餐盘垫纸都印着它自己的"权利法案"。咱们的开国元勋们会因此翻白眼吗？绝对会。想剥夺我们这种特殊的享乐追求吗？绝对没门儿。

食品公司的目的并不是让我们发胖，是向我们销售食品。如果我们要盲目地吃喝增肥食品，食品公司将使命必达。但如果我们能有意识地去吃健康食品，同时有利可图的话，他们同样会使命必达。事实上，大多数知名包装食品公司（例如通用磨坊、卡夫等）都在尝试一些新想法、新项目、新产品，以期为自身和消费者提供双赢的解决方案。我们来运用无意识饮食的一些原则，看看关注营养、目光敏锐的商家如何提供让消费者吃得更用心、并有利可图的食品。我们还要看看他们在保证获利的前提下，为致肥食品"去市场化"所做的努力[15]。

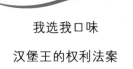

我选我口味

汉堡王的权利法案

你有权选择自己喜欢的。

你有权留着酸黄瓜、留着生菜。你有权把可乐和雪碧混着喝。

你有权选择番茄加量、洋葱加量和三倍芝士的皇堡（Whopper）。

你有权在饱餐一顿之后感到昏昏欲睡。

你有权头戴纸皇冠，扮成"梦幻王国"的统治者。

你有权选择烤鸡或者炸鸡。

你有权选择薯条蘸酱：番茄酱、蛋黄酱、烧烤酱，或是芥末酱。

也可以什么都不沾。

你有权狂笑不止，直到鼻孔里飚出汽水。

你有权站起来，为自己的信念而抗争。

你有权坐下来，无所事事。

你有权吃一个按自己喜好做出来的热乎乎、多汁的烤肉饼。

你有权把这个权利法案团成一个球，扔到垃圾箱。

我选我口味。

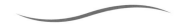

超小份和超大份。食品公司为什么会出超大份？从1970年到2000年，新型的大份包装食品数量翻了十番[16]。这有两个原因：一是为了满足消费者的价值感需求；二是为了提高竞争力。总有人会想花小钱买很多食物。如果只有一家餐厅供应大份超值套餐，它就会能吸引食客，同时将3.59美元收入囊中。如果街对面的竞争对手不赶紧跟风的话，就离关门不远了[17]。

不过，既然有人想要大份实惠包装，也会有人想要瘦身的包装。这些人被称为"分量敏感一族"（Portion Prone Segment）。比如，我们发现，在一种热门零食的忠实客户们中有半数人表示，如果新出来一种有助控制食用量的包装，他们情愿多花15%的价钱。虽然包装瘦身后的食品单价（每盎司）会更贵，分量敏感一族却愿意花更多钱吃得少一点……或者说吃得更好一点。由于减肥食品和减肥项目每年消费达430亿美元，这个人群是很庞大的。

食品公司应该放弃超大号优惠包装，而倾向于小而精的包装吗？绝对不应该。两者均存在颇为可观的市场需求：实惠的需求和控制分量的需求。一些零食公司已经开始投入资金研发新的100卡路里包装。

巧制包装，制造"犹豫时机"。还记得我们曾经把糖果盘挪到离秘书们两米之外，他们因此只吃了一半糖果吗？秘书们告诉我们，这一两米的距离让他们有了"犹豫"的时间，可以自问是不是真的饿了。同样，在食品包装上制造"犹豫时机"可以让人们有机会扪心自问，是不是真的想吃个不停。

制造犹豫时机的方法，可以是将大容器分隔成若干小容器。举例而言，内部套管可以迫使我们不时要决定是否继续吃下去。我们的实验室称之为"薄薄荷糕"（Thin Mint），这个名字是为了向很受欢迎的女童军饼干致敬。薄薄荷糕不是放在毫无遮盖、不限分量的盘子里招待我们，而是被小心翼翼地包在两个玻璃纸套中。虽然你可能很想贪吃一番，但当你吃光第一个套管里的点心后，会犹豫一下。

犹豫时机还有其他形式。我们实验室的"红色薯片"系列研究之一就揭示了这一点。我们找来筒状罐装的品客薯片，在一些罐子里，把"7"倍数的薯片染成红色；在一些罐子里，把"14"倍数的薯片染成红色；而最后一些罐则未做调整——没有红色薯片。我们接着准备了录像，请参与者进来享用品客薯片。薯片逢"7"倍数染红组平均吃了10片。逢"14"倍数染红组平均吃了15片。无红薯片组则平均吃了23片。如果有某些东西（几乎是任何东西）打断了进食过程，我们就有机会权衡一下，是否要继续往下吃。

由多份单独小包装组成的大型包装也提供了自然的犹豫时机。我们验证了这一说法：我们发给124位学生M&M巧克力豆，有些是用大封口袋装了200颗，有的则用大封口袋装了10个20颗装小袋。只需打开一个袋子时，每位在一小时内平均吃掉73颗巧克力豆。拿到小份包装的人吃掉的颗数按常理说应该是10的倍数。但在一小时内他们每人平均吃掉42颗。相差不大？这就少了112卡路里了，相当于无意识额度。

做法常新，美味不变。自从1996年麦当劳的"瘦身汉堡"惨淡收场以来，全美国的食品商家乃至更多企业从瘦身汉堡失败案例中吸取了错误教训。健康食品并非毫无市场，食品公司也并非生产不出优质低脂产品。要意识到，这些食品通常是新产品，口味是新的，广告形象是新的，大家预想中的它们不过是在牺牲味道、委曲求全。食品公司与其用这种"瞧一瞧看一看"的吆喝方法，倒不如默默地适当调整现有产品，降低食品的热量密度。这就能避免消极预期，让更健康的食品得到公平的机会。

我的实验室把这种对食品进行不为人知的健康调整叫作"缄默健康法"（stealth health）。

在"生活"麦片的广告里，小男孩麦奇不喜欢有益身体的食物，跟他一样，我们对任何所谓的健康食物都怀有戒心。用"缄默健康法"，将食物配方稍作调整，甚至在人们毫不知情的情况下，就能逐渐减少热量。我们尝到的味道符合期待——一如既往美味的巧克力棒或是速冻食品。

总的来说，我们把食物的分量看成"物有所值"的一个指标。即，分量越足，价值更优。

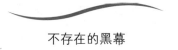

不存在的黑幕

每年总有几次，会有记者找我，希望报道食品行业的黑幕。当我询问激发他们报道灵感的具体爆料时，发现这些"爆料"并非完全居心叵测。超市把肉类放在最里面的区域，是为了诱导我们在经过时冲动消费得更多吗？更实在的缘由是：那里是电路、水管和装卸区所在地，没有人想在一进店门就看到这些东西。

有人最近问："如果一个果酱馅饼就是一人份的，那么为什么一袋是两块馅饼呢？"他们预设的立场是，家乐氏公司希望我们把两个都吃掉。因此，家乐氏希望我们人人都发胖——果酱馅饼就是一个明证！

那么，让我们听听生产第一个果酱馅饼的工厂经理比尔·波斯特（Bill Post）的说法吧：

包装设备很昂贵。单独包装的话，我们需要两倍的机器。在销路不明朗之前，家乐氏不愿意投钱买很多机器[18]。

基于节约成本的务实考量，是许多食品营销决策的动机。这对丑闻曝光派们来说就不太走运了。节约成本的考量，绝对没有精彩黑幕更引人入胜。

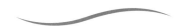

在巧克力棒里添加水分、空气或填料，对其味道影响甚微，但有助于保持其价值感，而且减少了热量水平。即便这些措施只减了10%的热量，我们每天的热量摄取减少的这10%，也能使得大多数人的体重增幅减缓乃至下降。不过，一定要记得，这将是一个缓慢的过程。正如赘肉是一斤一斤长出来的，它也是一斤一斤减下去的。

关于微调、微改的食品，这里有三个事实：一，食物的热量密度降低，我们吃的仍是惯常分量；二，我们的饱腹感是一样的；三，我们感觉食物美味如初（只要它没有"热量降低"或"健康"的标记）。

提供简单标签，但切忌过于乐观。"教育引导"，这是对付任何健康话题的秘诀。只要说，我们需要更多的"教育引导"，责任就推卸给他人了——比如政府或这个行业。那如果他们教育引导的努力失败了呢？答案是："进一步教育引导。"

营养推广（marketing nutrition）是一个高尚的事业，但是当我钻研一本关于该课题的书（《营养推广》）时，十分清晰地认识到，大多数专家认定的"教育引导"并非解决之道。我们要么太忙、要么心不在焉，不会去研究食品包装，我们要么太忘我，或饿得慌，因而不在乎自己不吃胡萝卜，而吃了一把多力多滋立体脆。

列明热量和分量的本意是好的。但我们需要务实地看待它对行为产生的影响。研究（人为的实验室情况除外）大多显示，标示只能影响一小部分消费者。不过它依然是值得的。

问题是，这种信息该到何种程度为止？我在2005年到2006年间参与了一个食品与药物管理局赞助的委员会的研究工作，关于非家用食品标示问题的主要建议是，商家要强调食品热量。这是一个广为认可的共同要素。

如果解决方案不是营养教育，那是什么？这时，对自身环境有意识的改造行动就有用武之地了。一旦做到这一点，知识与行动孰重孰轻将发生很大的改变。

买得起的价位。一般而言，消费量会随着价格上涨而下降。这个规律，就肉类、鱼类等农产品而言是正确的，但就糖果、曲奇、蛋糕和冰淇淋等享乐型食品，似乎并不正确。在合理价位内，当这些食品的价格上涨时，我们要么无论如何还是会买，要么就换其他品牌[19]。一些研究显示，自动售货机中特定的糖果价格上升，会导致其购买量下降。然而，这主要适用于类似学校等选择有限的环境。在大部分环境中，如果该巧克力棒价格上涨了25美分，消费者要么仍然会买单，要么会买另一个牌子。他们不会不吃巧克力棒。类似地，如果快餐店提价，顾客不会不吃快餐，只是会换个餐厅吃。涨价不会让人吃得更健康，只是让他们去了一家竞争餐厅，吃同样的食物。所谓"罪孽税"（sin tax）不是"消灭税"，而是"消费税"。

可以确定，食品价格大幅上涨，让我们转而购买替代食品。这不意味着我们会选择更健康的食品，它并没有改变我们的食物爱好，只是改变了我们买薯条和巧克力棒的地方。在自由市场允许的合理区间内涨价，不会改变消费行为，它惩罚的是低收入的人群。

我们的挑战在于，让更健康的食品选项更吸引人、更让人买得起。我们不能立法规定或是课税强迫人们去吃孢子甘蓝。但这不意味着，聪明而善意的商家没办法说服消费者。

▷ 21 世纪营销

19世纪被称为"卫生世纪"。比起其他任何原因，因卫生和公共健康意识的提升而挽救和延长的生命是最多的。人们认识到，老鼠不是家养宠物，医生最好在手术前洗手。

20世纪是"医药世纪"。疫苗、抗生素、输血和化疗技术都有助于延长生命、使之更健康。美国人的期望寿命在 1990 年是 49 岁，到了 2000 年变成了 77 岁。

我相信，21 世纪是"行为改变的世纪"。医学界仍在不停获得对抗疾病的重大发现，但是延长生命、提高生活质量的关键，在于改变日常和长期的行为。这包括了减少风险行为，改变运动和营养模式。这种行为改变，没有可供遵循的简单处方。我们必须自我激励，下定决心，改善饮食，增加运动。

至于为子孙后代延长寿命、提高生活质量做贡献，聪明的商家应该举起大旗、带个好头。他们可以开动脑筋，研发更可口的健康食品和减轻运动负担的产品。他们应该以理服人，督促大家远离沙发、吃得更好、动得更多。

归根结底，激励我们改变的不是别人，正是我们自己。但善意的商家能让我们起步得更轻松些。

≫ 微调策略 9：食量要适量

"麦当劳赛百味研究"提醒我们光顾汽车快餐店时的一些注意事项。

- **当心健康光环的圈套。**主打食物越好，附带食物越糟糕。吃"低脂"即食麦片的人多吃了 21% 的卡路里，在赛百味吃得很"健康"的人会点芝士、蛋黄酱、薯片和曲奇饼干来犒劳自己。实际上是谁多吃了：是知道自己在麦当劳吃了710卡路里的男人，还是以为自己吃的赛百味套餐是350卡路里而实则是500卡路里的女人？

• **选小份或是分享套餐**。超大份餐点似乎很合算，但无论如何，续杯都是免费的，而且大份薯条没等你看到油腻的杯底就冷了。中份对你来说还是太多了？去餐桌的路上抽掉些薯条。你会尝到想尝的味道，但不会过度。不过还有一个省钱妙招：分享一份超值套餐，再另点一杯饮料。只吃一半三明治、一半薯条。但留着饼干。

10

无意识地改善饮食

当我们有琳琅满目的早餐麦片，馅料繁多的披萨，或是各式各样的芝士蛋糕时，很容易忘记过去。在过去75年间，美国人曾在大萧条时期生活拮据，攒过食物配给券，还援助过被战争摧残、没开麦当劳的饥饿欧洲人[1]。

如今的餐桌已经大变样了。

评论家们总是居高临下地将促使我们变胖的原因归咎于随手可得的廉价食物[2]。有些人怪政府补贴农业、扩大食品企业规模，甚至怪罪学校。有些人批评汽车、电梯、电脑、车库自动门和游戏等让人们惰性大增[3]。如果这些因素都消失，我们的环境显然就少了些"肥胖基因"。在20世纪50年代的黑白照片里，我们会看到举止优雅、体态颀长的人们，我们会重新拥有那样的身材吗？这就不太清楚了。改造社会、改造世界都是缓慢的过程。而且谈到食物，世界需要多少改变，这并不明了。

另一个极端是谨小慎微，强调个体责任，对每一口都要小心。我们看到，有人会计算热量、碳水化合物以及脂肪克数，马不停蹄地尝试各种减肥方法。眼见挚爱的人非要估算色拉"蘸酱"的热量，或是他们小心切好的一片薄如蝉翼的生日蛋糕的热量，因而不堪重负，亲朋好友沮丧之情不难觉察。关于食物，每天要做出200个以上的决定，这样执著地考虑细节，会把一个人折磨到了无生趣。

对于希望家人或者自己回归正轨（或者想穿回"信号服"）的人而言，这两个极端做法的前途都不太光明。一种方法缓慢、困难，而且不太可能实现，另一种方法则太耗费精力，而且容易故态复萌。

我的全部研究都表明，改变的关键介于两者之间[4]。我们或许不能立法禁止所有汽车餐厅，或者对小区里的每桶冰淇淋都征税，但是我们可以改造个人饮食环境，使其有助于自身和家庭改善饮食[5]。我们可以将生活中的食物，从诱惑或遗憾的来源转变成心安理得享用的美食。我们可以从无意识地过度饮食转变为无意识地改善饮食。

▷ **适度的饮食改善目标**

改善饮食，对于不同的人的意味不同。它可能意味着吃得更少、吃得没有负罪感、吃得更有营养或者吃得更享受。这是无意识饮食积极的一面。

改善饮食是上佳选择

我每年向美国膳食协会缴纳年费时，会登录他们的网站www. EatRight.org[6]。网站很棒，正确饮食的目标也很棒。问题在于，它对大多数人说来太艰巨了。看起来，它太激进、也太乏味。但是改善饮食的目标是可行的。正确饮食是个长远目标，改善饮食是眼前就能着手进行的事情。改善饮食需要的是小步前进。这样我们就又回到了第一章提到的无意识额度。

我们的身体和意识会抵触那些把每日摄取热量从2,000卡路里减到1,200卡路里的剥夺式节食。但它们其实不会感觉到100到200卡路里的差异，因为它们在此区间内并不敏感，它不会触发人体新陈代谢的饥饿警报。我们可以相对轻松地减掉这些热量。做到这一点，关键是要在不知不觉中进行。要在无意识之间改善饮食。为达到这一目标，我们需要改造自身的无意识额度。

▷ 改造无意识额度

在2006年初，我在一个知名医学院做了一场学术演讲。结束后，一位流行病学家问："我现在知道人们在无意识之间过度饮食的原因了，但如果我要给病人节食建议，最好的三条会是什么呢？"

发现减肥"三大秘诀"的需求，这就是超市结账通道旁的杂志一天能卖出几千本的原因。然而，这种需求很打击人，因为它并没有一个万全之策。

《无意识饮食》的每一章都提出了饮食环境的微调建议——改造环境，避免那些不时困扰你的多余热量。这让你能够选择与自己特别有关、对自己更有激励性的变化。例如，一位爱吃快餐的同事，常在午餐时不知不觉地过度饮食，他用三个交换条件来调整自己的无意识额度：一，"除非当天运动过，否则不吃薯片。"二，"先扔掉一半薯条，再坐下吃。"三，"我可以吃一份甜点，前提是吃完整顿午餐后再去买。"

改造你的饮食环境

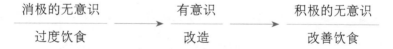

消极的无意识	有意识	积极的无意识
过度饮食	改造	改善饮食

对这三条个性化的积极改变，世上没有专门针对它们的指导大纲。要有能力掌握本书的基本原则，并使它们适应你的具体情况[7]。

这里有两条巧用这些原则的技巧：食物的交换条件和限食政策。

食物的交换条件：食物的交换条件表述为"如果我做了 Y，我就可以吃 X。"比如，如果我健身了，就可以吃甜点；如果上午没吃零食，我就可以吃薯片；如果我午餐只吃了一份色拉，看电影时就可以吃爆米花；如果我一天都爬了楼梯，就可以再喝一杯饮料。

食物的交换条件很不错，因为我们不必剥夺自己爱吃的一种食物。我们只需为了健康做点小小的让步。食物的交换条件还通过提高过度饮食的"成本"，使我们重新掌握自己的食物决定权。

看看我那位吃午饭的同事——他的三个点子都是跟食物的交换条件有关。如果他想吃薯片，就必须运动（交换条件）。如果他想多吃些薯条，就必须再买一些，或是从用餐同伴那里要一些（很老套的交换条件）。如果他想吃餐后甜点，必须站起来去买（提供犹豫时机的交换条件）。

限食政策：低碳饮食一开始很成功，因为在面对诱惑时，人们无须再三纠结。许多人用一句话概括了这种节食法："除了肉类和蔬菜，其他都不吃。"这就是限食政策。无须做"只吃一次"的决定，它是一种个人约束。不允许例外。

限食政策很不错，因为你可以根据个人情况设定游戏规则。它们有很多不同的形式：取食分量要比往常少20%；只吃一份淀粉类食物；不能在办公桌上吃东西；只吃拆掉包装的零食；工作日不吃面包圈；只吃半份甜品。限食政策不涉及交换条件，它们只是去除了一两个侵蚀生活方式的习惯。我们无须承诺付出重大牺牲，只需选出可以轻松克服的习惯。

▷ 三项法则

对你来说，为了养成积极的无意识饮食习惯，在你的日常饮食模式中最容易做到的三个100卡路里的改变是什么[8]？

为什么只有三个？正如我说过的，大多数节食方法失败的原因是要做的事情太多。如果我们做出了三个100卡路里的细微改变，一年之后我们会比不改变瘦了30磅。即使你只完成了一两个改变，你在一年内还是会瘦10到20磅。假如你一天试了三个，成功完成两个，你还是有理由高兴并为自己感到骄傲。

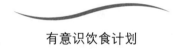

有意识饮食计划

关键点：

- 你的无意识额度。在日常热量摄取中做出100到200卡路里的改变，你不会有剥夺感，也不容易故态复萌。

- 无意识之间改善饮食。集中精力去修正一些细微行为，使你能从无意识地过度饮食转变为无意识地改善饮食。可以注意五个共性因素（节食危险区），即：正餐、零食、聚会、餐厅和办公桌或汽车仪表盘。

- 有意识的改造。为了减掉无意识额度，你可以用基本节食方法，但更个性化的做法是：食物的交换条件或限食政策。这两个做法，使你有机会吃到一些自己想吃的食物，而不用左右为难。

- 三项法则。设定三个容易的、可行的改变，你可以无须太多牺牲，就能在无意识之间做到的。

- 无意识额度确认清单。用这个每日清单，帮助你从无意识地过度饮食向无意识地改善饮食转变。

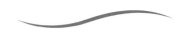

行为矫正专家表示，打破一个旧习惯、代以一个新习惯，需要28天（一个月）的时间。也就是说,如果你连续28天不咬指甲,接下来的28天会轻松很多,因为你越过了那道坎。我估计,你也许仍会有咬指甲的冲动,但是你咬指甲的行为模式和理由已经被扭转了。食物也是如此。

只有一个问题：如何提醒自己连着28天实践这三个改变措施？你可能轻描淡写地说："噢，我会记得的。"不过它太容易出错了[9]。我们需要对自己负责，不然会回到往常的习惯。

这时，三项法则清单就有用武之地了。它只是一张纸，最上面一行有一个月的天数（1号到31号），最左边一列写着你的三点100卡路里改进计划。每天晚上，你把完成的计划打钩。这种小小的责任制落实行动会让你一整天都更上心。而且每一个钩本身就是小小奖励。计划未必每天都能完成，但我们已在逐步养成正确习惯。如果这是100卡路里的改进计划，那么每个月31个钩等于减掉一磅左右。如果你在一个新的行动计划上连着28天都打了钩，你就开始顺利地培养起一种积极的无意识饮食习惯了。

假设你有一个朋友，她在饮食上的主要困扰是正餐吃得太饱[10]。看看下面一张她的三项法则清单，大家可以看到，在这个月期间，她的成绩并不理想。在某些天，比如第4天，她没做出任何改变，第8天她只完成一项。但是在这个月内，她有27天采用了半盘法则；有13天最晚开吃、最晚吃完；有24天只吃了家常风味的蔬菜（并且把其余食物留在烤箱里）。如果她的饮食仍按老习惯来，假设每天每少做一项使她多摄取100卡路里的热量，一个月她就多吃了6,400卡路里 [(27+13+24) ×100]，这就有了两磅的区别了。尽管这个月不太理想，她还是应该欣慰。做出积极改变，使之习惯成自然，这才是目的。

三项法则确认清单

3月	1	2	3	4	5	6	7	8	9	10	11	…	31	合计
采用半盘法则：半盘蔬菜或色拉	✓	✓	✓		✓	✓	✓	✓	✓		✓		✓	27
慢点吃：最晚开吃、最晚吃完		✓				✓				✓	✓		✓	13
只上"家常风味"蔬菜	✓	✓	✓		✓	✓	✓		✓	✓	✓		✓	24

如果她还有一个弱点是在办公桌上吃东西，她可以把清单上的三项之一换成与零食有关的改进计划，比如"只喝一杯含糖软饮"。不过开始限定三项是很重要的。三项改进计划是可以应付

的。你的注意力越是集中，当一天的任务圆满完成时，就越能够有微微的成就感。当这些习惯成自然之后，你总还是可以多做一些改变。

这种做法简单、积极而且稳健。它让你拥有更多自主权。做你希望的选择，做你自信做得好的选择。

▷ 一时的任性

我们可以承诺在生活中做出一个小小的改变，比如晚餐前不吃甜的零食。我们可以把它写下来，发誓做到，并且向其他人宣布。我们可以非常、非常的认真。但让我们快进两天吧。这一天工作异常忙碌，你坐了 45 分钟的车到家，已经筋疲力尽，你知道冰箱里靠门左边的角落里有一块冰爽的士力架等着你。这时打破你信誓旦旦的承诺是很容易的。毕竟，今天是个例外——今天很累，而且再想想看，你的早餐吃得并不多。你的"有意识饮食计划"就这样被一时的任性挫败了。而且，这一时刻（这个例外的时刻）每次都会任性地占了上风。

有时，我们内心 OS 是这样："我知道，我说过不会在上班时买自动售货机的零食吃，可今天不一样——今天忙疯了。"或者："我知道今天还没做仰卧起坐，可已经晚了——我明天一醒过来就做两倍的数量。"或者："我知道我只该喝一杯葡萄酒，可今天晚餐很赞，酒也很赞。"

只有一件事，能够强大到可以打败一时的任性。

习惯。

虽说我们大多数人自以为很自律，但最靠谱的做法莫过于，强迫自己每晚面对现实，在一个小方块上打钩。我们都有选择性健忘症，但是三项法则确认清单会教会我们懂得，在一个月结束时，我们为什么（或为什么没有）能轻轻松松地减掉两磅赘肉。

▷ 迈出回家的第一步

假设你不乘车的话要走3公里才能到家。虽然跑回家可以省三倍时间，但大多数人情愿步行。跑步不值得，会流汗、令人不舒服，而步行可以让你以合理而轻松的步速到家。每一步都让你离家更近，不知不觉，你就走了一半路，而且还在继续前进。

在不知不觉中减肥也是一样的道理。它无须是大汗淋漓、苦不堪言的短跑冲刺[11]。它可以是慢速、稳健的步行，一开始先着手消除多余的饮食暗示，改造家庭、办公环境和饮食习惯，使它们对你和家人产生正面作用，而非消极影响。

最好的节食，就是你不觉得自己正在节食。

附录A 热门节食法对比

内容	优势	劣势
迈阿密节食法（South Beach Diet）		
由医学博士亚瑟·阿加茨顿（Arthur Agatston）创立，旨在帮助心血管疾病患者。		
• 观点：仍可摄取脂肪和碳化物，但必须吃正确的脂肪类和碳化物类食物。 • 除全麦、水果、蔬菜之外，基本戒除脂肪和碳水化合物。 • 分三个阶段走。第一阶段为期两周，严格禁食很多食物，可能导致迅速减肥，最多可减13磅。 第二阶段，在达到减肥目标后，可以食用部分限制食品。 第三阶段是巩固期，可适量食用之前限制的食品。	• 第一阶段结束后，膳食营养保持均衡。 • 不依赖于高水平的饱和脂肪。 • 无须计算热量或脂肪含量。 • 鼓励正常餐食和点心。 • 提供简单菜谱。	• 对于习惯高碳水化合物饮食的人群挑战很大。 • 可能花费高、耗时久。 • 必须改变生活方式。许多人会觉得受到约束。 • 限制碳水化合物对于热爱健身者来说较难做到。
糖克星节食法（Sugar Buster Diet）		
由一群医学博士和一家世界五百强能源企业的总裁共同创立。		
• 观点：糖分对人体有害。它导致胰岛素增加，进而导致体重增加。 • 建议将每日热量摄取比例分为40/30/30：脂肪40%，蛋白质30%，碳水化合物30%。 • 禁食血糖指数（GI）较高的精制糖和精致淀粉类食品。	• 有助于戒除精制糖的摄取。 • 无须计算热量。 • 去除了许多明显不健康的食物。 • 鼓励锻炼。	• 去除了一些有益的矿物质和营养素。 • 不适合素食者。 • 体重减轻大概是因为热量摄入的自然减少，而不是40/30/30的比例。

内容	优势	劣势
慧丽轻体计分节食法（Weight Watcher Points Diet） 由减肥机构"慧丽轻体"（Weight Watchers）创立。		
• 观点：只要分数在限制范围内，不限饮食。 • 为每种食物都设定对应分值。 • 节食者每周称体重，获得下一周膳食目标分数的建议。	• 没有排除主要食物类。 • 适合素食者。 • 训练节食者控制食物分量和摄取营养。 • 方便外出就餐。 • 以每周会面的方式给以指导。	• 长期支付会费，代价或比较高昂。 • 减肥速度可能比其他方法慢。 • 分数可能"浪费在"不健康食品上。 • 须确知食物分量，以计算分值。
区域节食法（Zone Diet） 由医学博士巴里·西尔斯（Barry Sears）创立。		
• 观点：通过节食控制胰岛素水平，可以减肥。 • 建议将每日热量摄取比例分为40/30/30：碳水化合物40%，蛋白质30%，脂肪30%。 • 坚持按预先计算的比例摄取营养，有助于控制胰岛素水平，从而加速脂肪燃烧。 • 进食量在此节食法中也是一个重要因素，鼓励节食者仔细估算、监控自己的食物分量。	• 训练良好的饮食习惯，比如控制食量、减少糖分。 • 允许果蔬为主的饮食。 • 允许适当的碳水化合物摄入，身体饥渴在几天后开始消除。 • 可以为特殊场合快速减肥，比如婚礼和亲友团聚。	• 快速减肥之后不久常常是快速反弹。 • 对很多人来说不太实用，有人说它很难适用于各种生活方式。 • 坚持下去，可能花费不菲。 • 因为饮食限制，导致一些有益的维生素和矿物质也被剔除。
阿特金斯节食法（Atkins Diet） 由医学博士罗伯特·阿特金斯（Robert C. Atkins）创立。		
• 观点：肥胖的原因不在于脂肪或食物分量，而是人体分解含淀粉精加工碳水化合物的方式。	• 加快了减肥速度。	• 限制非常严格。 • 容许大量饱和脂肪摄入。

内容	优势	劣势
• 蛋白质水平极高，几乎不允许任何碳水化合物，特别是在起始阶段。 • 通过禁食碳水化合物，节食者的身体将进入燃烧储存脂肪的状态。	• 节食者可以不受限制地食用高蛋白、高脂肪的食物。 • 已经证实是有效的。 • 快速而且成本低。	• 可能导致口臭、恶心和头痛，特别是在起始阶段。 • 去除了许多有益的营养素。 • 不适合素食者。 • 引发关于高水平的蛋白和脂肪不利于主要器官长远健康的担忧。
自主饮食计划（Mindful Eating Plan）		
• 观点：在日常饮食中做到100~200卡路里的改进，可以在一年内减掉10~20磅体重。 • 着重于改造隐藏说客，是它们使我们吃得比想象中更多或是比身体所需更多。 • 通过以下方法减掉无意识额度允许的热量：一，使用食物的交换条件；二，使用限食政策。两者都能使你有机会吃到想吃的食物。 • 三项法则：设定三个轻松可行的改进计划，可以无须做出过多牺牲就能不知不觉地做到。 • 确定主要饮食风险区域后，设计一个日常饮食习惯的个性化确认清单，帮助你每天在不知不觉间减掉100~300卡路里。	• 简单、成本低。 • 无须委屈自己，忍饥挨饿。 • 易于和家人一起遵循。 • 不禁食任何食物，但减少分量。 • 应用范围广，根据个人觉得最轻松的做法度身定制。 • 可与其他节食法结合。 • 体重不易反弹。	• 减肥过程是渐进的。 • 除非细小的改进已经习惯成自然，必须使用日常习惯确认单才最有效。 • 制定个人饮食计划需要回忆和思考。

附录B　应对饮食危险区

"饮食危险区"是人人都会上当的食物陷阱，但多数人只会经常陷入其中一两个陷阱。你有下面描述的特点吗？

1. 胡吃海塞者

胡吃海塞者基本上只吃正餐，但是他们吃得太多，风卷残云般地吃光饭菜。他们通常吃得太快，吃完后会撑得难受。胡吃海塞者认为自己"吃嘛嘛香"。他们在家一般会添好几次饭菜。

2. 零食终结者

零食终结者见到食物就吃，通常一天三次左右。虽说他们热爱4C零食（指薯片、饼干、冰淇淋和糖果，英文单词首字均为C——译者注），但对他们来说，方便往往比味道更重要。他们很少放过糖果。对这些人来说，吃零食可能是一种紧张的习惯，是他们起身走动的借口，或是看电视、阅读时可以动手做的事情。他们吃零食时可能是饿的，但更多的时候不是饥饿，而是习惯使然。

3. 聚会瘾士

聚会（自助餐、招待会、车尾野餐会和欢乐时光）是让人高度分神的环境，食物是生意或娱乐的佐料，自己很容易忘记吃了或者喝了多少。聚会瘾士通常是有频繁应酬的职场人士，或是喜欢夜生活的单身青年。

4. 餐馆常客

虽然许多人都在外面吃午饭，但是餐馆常客一周起码三天在外面吃晚饭。跟聚会瘾士一样，餐馆常客往往能报销餐费。他们也可能是有钱的美食家或是丁克（双薪无孩）人群，年龄三十多岁。

5. 办公桌食客（或仪表盘食客）

他们都是在办公桌上或汽车里边一心多用地做事，边飞快地用餐。办公桌食客在桌上用餐，某种程度上是为了节约时间，但更多地是为了省去吃正经午餐的麻烦。他们不见得是忙得不可开交——懒得动弹而已。要是有合适的人过来叫他们去吃午餐，他们大概会去。但更常见的是，他们会买自动售货机里的零食，或是到茶水间拿一块甜甜圈。

现在你已经确定了自己的饮食危险区，需要做什么？我们分别看看这五类人，以及他们为化解饮食风险所能做的一些无意识饮食的改进措施。

胡吃海塞者……要设计全新的晚餐。彼得和妻子结婚22年以来，几乎都是家庭煮夫。他喜欢做菜，喜欢园艺，而且他喜欢吃饭……吃得有点多。虽说彼得的妻子多年来一直保持苗条身材，但他和两个十来岁的女儿都发现自己的体重逐渐在增加。有段时间，彼得把他的发福归因于人到50岁，"新陈代谢慢了"，他认为女儿长胖是"发育旺盛"的正常现象。但即使他们三人的身高都超过平均值，他们还是越来越臃肿。

对彼得来说，节食的想法，哪怕是留意自己的饮食，都显得太过娇气了，而且他不愿意为了恢复状态而大费周章。他三心二意地只试着锻炼了五天。对他起作用的方法必须是简单又方便的。不能是节食的方法。饭菜必须是可口的，而不是蒸蔬菜或是几片白水煮的鱼。

彼得不想让女儿们为自己的体重和饮食感到不安。他妻子从不谈论她自己的体重，这一点他很喜欢。

胡吃海塞者必须设计全新的晚餐。

胡吃海塞是男人的通病，晚餐更严重。选择下面的三种改进措施，是彼得或许能轻易做到的。第一个月过去后，他都不会感觉到有任何异样——除了他的体重。

- 在厨房先把高热量食物装盘，把剩余的留着。不要用"胖人家庭"的模式把菜都盛出来，除非是蔬菜和色拉。

- 使用漂亮餐具，让晚餐显得雅致，但要用小一点的餐盘和高杯子。

- 控制节奏。细嚼慢咽，吃东西才有好胃口。放点轻音乐助助兴。

- 在餐桌上不要放太多食物。品种越多，大家吃得越多。

- 要习惯在盘子里剩点食物。

- 甜点改吃水果，而不是更贪婪的选项。

- 采用"半盘法则"。盘子里一半放蔬菜，另一半放肉类和淀粉类食物。

零食终结者……要避免零食陷阱。特蕾西是一位注重健康烹饪的煮妇，并以此为荣。她丈夫的家庭有心脏疾病史，特蕾西为了适应他的饮食，调整了自己的烹饪习惯，大家都从中受益了。特蕾西生下第二个儿子后，觉得自己该暂停工作，在家照顾儿子，直到他们上学为止。

虽说特蕾西骨架大，她的体重控制得相当不错，但辞职以后情况有了变化。那时候，她几乎整天在家，比以前更经常做菜。虽然一日三餐仍荤素搭配，分量适中，但是她沉迷在正餐之间的零食中：糖果、冰箱里吃了半桶的巧克力冰淇淋、离橱柜太近时勾引她的曲奇饼干。

特蕾西有必要认识到，我们爱吃零食，不是因为饿了，而是因为它写在饮食脚本里（比如"我先开电视，再去找点吃的。"）。如果我们把电视机和电脑所在房间里的零食清理掉，就能更有效地干扰这些饮食脚本。

要防止零食陷阱，特蕾西可以考虑一些其他改进措施。这些措施任意搭配，都能让她的饮食持续每天减少100到200卡路里的无意识额度。

- 考虑"靠后"。对你没好处的所有食物,让它们都"靠后"站。把它们放到食品柜后面、冰箱冷藏室或冷冻室最里面。把诱人的垃圾食品用铝箔包好。

- 不要"未雨绸缪"地采购零食。如果一定要买零食,就买那些家人喜欢、但你不喜欢的。

- 如果一时很想吃,就考虑吃替代食物。有些人能凑合吃水果和切好的蔬菜。每个星期都买各色各样的蔬菜,预先切好,储存在冰箱冷藏室第一二层搁架上。

- 嚼口香糖可以分散注意力,令你远离4C零食:薯片、饼干、冰淇淋和糖果。

- 只在厨房或餐厅里的餐桌上吃东西。不要伏在水槽上,或开着冰箱狼吞虎咽。

- 对诱人的美食,要眼不见心不烦。把它们储存在地下室或是边远橱柜的深处。把它们分成小份,用封口袋或保鲜盒装好,不让自己看到,就不会像透明玻璃罐里的好时巧克力那样引诱你。

- 如果家人喜欢不同的食物,给他们分配单独的橱柜,你不要碰它们。

- 唯一应该放在餐台上的,是健康食物。把饼干罐换成水果盘。

- 一定不要直接从包装袋里吃零食。坚持取适量食物,放在盘子里,这样就能清楚地看到自己要吃的分量。

至于聚会瘾士……吃得别太嗨。大卫在十年间三次升职，而且两次跳槽，50多岁就身居高位。这是好的一面。坏的一面是，出于职务需要，他要去招待会、聚会、自助餐等场合应酬和被应酬，每周要耗上四五个晚上。不到两年，新的工作加上几乎天天应酬的双重压力，让他看起来像变了个样（身材大走样）。

这么多时间花在工作上的一个回馈是吃饭。他吃的美食不少，而且会吃得比平常多一点，以此弥补不回家的缺憾。但一周四五天吃"多一点"，日积月累，三年下来他正好胖了23磅。

他所选择的改进小措施，可以让他减回原来的体重。不是下周二就立马见效，不过一年内很有可能。这些改进措施都不会"让大卫不爽"，或让他觉得委屈了自己。它们可以让他把注意力放在与人交流、谈事情，或甚至娱乐上。

- 站在够不到自助餐台和零食盆的地方。

- 每次去餐台时，只取两样食物放在餐盘上。

- 先吃体积大的食物，让自己产生饱腹感。先把大块的健康食物（比如西兰花和胡萝卜）吃下肚，再看有没有余地吃其他东西。

- 当你要进行一次重要（或有趣的）谈话时，放下食物，全神贯注地投入交流。记住，越是专注于与人交流（或是超级碗电视转播之类的消遣），你就越想要吃东西。

- 进房间前提醒自己，谈事情更重要，吃饭是次要的。注意，紧张或焦虑会促使你多添食物或酒水。这不是惬意美食（你是去谈公事，不是享受），清楚这个事实，你会更有决心吃得比较少，或吃得比较清淡。

- 如果你准备参加鸡尾酒会或自助餐晚宴，晚点到或是早点走。如果晚到的话，到你出现时，好吃的东西大都没了。早点走的话，会比较容易避免多吃一两份甜点。

餐馆常客……要定餐厅规矩。卡门喜欢四处旅行。她是一位有趣、活泼、热爱生活的28岁单身女子。她有一份心仪的工作，薪水"够用"，有一大堆想保持来往的朋友。卡门的典型一天包括，不吃早餐，跟一个朋友见面吃午饭，一直工作到7点左右，然后跟其他朋友或约会对象见面吃晚饭。她几乎不下厨（除非在家请客吃饭），但是她的生活中处处美食相伴，因为她几乎每顿饭都在外面吃。

卡门曾觉得自己丰满性感，暗地里为自己像"真实的女人"而骄傲。但是，近四年来，她的体重越来越成问题。她穿着更宽松的衣服，而那些赏心悦目的、几年前给她赢来"回头率"的衣服则被束之高阁。

餐馆常客需要定下餐厅规矩。下面的改进措施足以帮助卡门在一年内减掉10磅以上赘肉。虽然它对其他人也有效，但如果不经常外出就餐，效果没有这么明显罢了。

- 采用"任选两种"规则：只点开胃菜、饮料或甜点其中的两样。

任选两样。

- 如果桌上有面包篮，你就会吃面包。请服务员别拿来，或是提早拿走。也可以把它推到餐桌另一头。

- 开吃前，请服务员先把主菜的一半给你打包带回家。这样，一旦上菜，你就不会忍不住都吃光。

- 要水喝，把在喝的其他饮品换成水。

- 坐在你觉得一桌人当中吃饭最慢的那位旁边。把他或她当成控制速度的人。每次都要最晚开吃，而且每吃一口都要放下刀叉。

- 如果想吃甜点，找人一起分享。甜品最好吃的就是前两口。

办公桌和仪表盘食客……要换装备了。保罗在一个满是格子间的办公大楼里上班，他称之为"呆伯特公司"（**呆伯特是美国知名的职场卡通人物——译者注**）。他今年47岁，但他觉得在家像27岁，在公司像67岁。他很爱老婆和十来岁的女儿，但对工作和同事不是特别来劲。他常常睡过头，赖床到不得已时才去上班，开车路过便利店去买杯咖啡和面包圈，他的午餐在工作当中解决，不会找人一起吃，省得谈一大堆没劲的工作话题。（另外，他觉得这显得他做事专心。）

结果，保罗整天都在吃零食，吃"自动售货机"里的零食，吃茶水间和午餐室里的剩余点心，吃他放在桌上的能量棒和M&M巧克力豆。等回到家，他准备放松地美餐一顿。毕竟，他今天还没吃过一顿"正经饭"——忙碌之中只吃了 1,500 卡路里。难怪他的工作服越来越不舒服了。

办公桌和仪表盘食客可以选择下面的改进措施，它们似乎是最容易、最务实的做法。

- 自带午饭。即使一星期只带两三次，都对你有利，因为你更能够控制自己的食物选择。

- 在办公桌上或午餐室冰箱里备点酸奶和罐装金枪鱼。补充蛋白质，能够减轻吃零食的冲动。

- 吃饭的时候关掉电脑，或是靠边停车。要是专心吃饭，你甚至会发现自己其实并不喜欢售货机或便利店里的食物。

- 使用限食政策和食物的交换条件。比如：上班首先吃水果；吃零食犒劳自己，午休时就必须去散步。

- 嚼口香糖，防止因无聊或紧张而吃东西。

- 不喝其他软饮，改喝白水。办公室里往往很干燥。我们常常以为自己很饿，其实只是口渴而已。每天往水杯里多添几次水。

注　释

引言：吃的科学

1. 普通人原本以为每天只会做15次关于食物的决定。见：Brian Wansink and Jeffrey Sobal，"Hidden Persuaders and 200 Daily Decisions，"*Environment and Behavior*（2007）；Brian Wansink and Collin R. Payne，"Daily Food Decisions and Estimation Biases，"（2006）*Psychological Reports*。

2. 见"Out of the Frying Pan，Into the Fryer，"*The Economist* 330：7486（Jan. 15，1994）89。该文报道了为政府工作的科学研究者有时会受聘为民用商业目的服务。

3. 这里提到的实验室只是众多实验室之中的几个，但它们是对我的观点影响最大的。有些实验室，比如彼得·赫尔曼、珍妮特·波利、帕蒂·普莱纳等人在多伦多大学运作的实验室在过去35年提出了不少基础性的创见。卡罗尔·比索尼（Carol Bisogni）、大卫·列维茨基（David Levitsky）、杰弗里·索伯尔、卡罗尔·迪瓦恩（Carol Devine）和克里斯汀·奥尔森（Christine Olson）等人在康奈尔大学的实验室对关于家庭用餐、大学生增重、早餐对人们食量的影响等传统观念提出了挑战。其他实验室，比如凯利·布劳内尔（Kelly Brownell）在耶鲁大学的实验室提出了与临床治疗肥胖有关的见解。保罗·罗岑在宾州大学的实验室为我们提供了关于食物恐惧和恐新症的大部分见解。詹姆士·希尔（James O. Hill）在科罗拉多大学的研究中心验证了食物与运动的相关性，丹尼斯·比尔（Dennis Bier）在贝勒医学院的实验室着重于运用心理学认识儿童肥胖症。

4. 参见：Barbara Rolls and Robert Barnett, *The Volumetrics Weight-Control Plan* (New York：HarperTorch，2000)；Barbara Rolls, *The Volumetrics Eating Plan：Techniques and Recipes for Feeling Full on Fewer Calories* (New York：HarperCollins, 2005)。

5. 参见：Herbert L. Meiselman and Howard G. Schutz, "History of Food Acceptance Research in the US Army," *Appetite* 40：3 (June 2003)：199–216。

6. 我们有维护个人选择权的义务。也就说"要进行那些能帮助人们保持食物个性化选择的研究并传播之"。对有些人来说，这可能包括吃得更少些、吃得更有营养，或者更能享受食物。对于健康专家和企业来说，这意味着创新思维，更有效地帮助客户和消费者充分利用食物。对于政府食物援助事务的官员来说，这意味着拓宽思路，更有效地开展食物分配工作。

7. 几年前，大部分在商学院进行的研究，以及很多与感官和食物摄取相关的研究都获得普通级许可或责任豁免。它的前提是，研究活动对参与者无害，要征得他们的同意，并且参与者可随时退出研究。由于发生了与医学院研究有关的诉讼，这些豁免都停止了。

8.有些参与者乐于加入到参与研究的常客人群中。我们称之为"食物心理学专家组"，过去20年间，这个组的人数在300到3,000人之间波动。跟参与研究的其他大多数人不一样，我们不会删除他们的联系信息。应他们的请求，我们会给他们关于新研究的"最新消息"，向他们寄送通讯，告知研究方向和申请方法。

1. 无意识额度

1. 参见：Brian Wansink，"Environmental Factors that Increase the Food Intake and Consumption Volume of Unknowing Consumers"，*Annual Review of Nutrition* 24（2004）：455–479。

2. 平均而言，拿到中桶的观众吃掉了61.1克，而拿到大桶的观众吃掉93.5克。大家都没吃完爆米花，它们是用部分氢化（意味着"不好的"反式脂肪）菜籽油炸制的。这一研究被ABC新闻台的《早间新闻》（*Morning Edition*）报道过。报道视频可在

www.MindlessEating.org 上 观 看。 见：Brian Wansink、SeaBum Park，"At the Movies：How External Cues and Perceived Taste Impact Consumption Volume"，*Food Quality and Preference*，12：1 (2001/01)：69–74。

3. 香料盒子位于伊利诺斯大学厄巴纳校区的比维尔大厦中。它在一月至四月期间开放，预约电话为1-217-333-6520。目前它每周二和每周五供应晚餐。这里提到的文章是：Brian Wansink、Collin Payne、Jill North、James E. Painter，"Fine as North Dakota Wine：Sensory Experiences and Food Intake"，*Physiology and Behavior*。

4. 特别感谢"美食计划"合作伙伴和承办人吉尔·诺斯。在我们策划了研究、设计了酒标、采购了葡萄酒、设置了实验规程后，我因公出国了。她没有因此推迟研究，而是在其他小组成员的帮助下，设法在一个漫漫长夜圆满完成了任务。

5. 参见：Brian Wansink、Robert J. Kent、Stephen J. Hoch，"An Anchoring and Adjustment Model of Purchase Quantity Decisions"，*Journal of Marketing Research* 35：1（February 1998：71–81）。

6. 节食中止后反弹的速度，几乎总是相当于一开始减肥的速度。如果你用新的明星时尚减肥法在两天内神奇地减掉10磅赘肉，它可能会以几乎同样的速度神奇地长回来。

7. 参见：Maureen T. Mcguire, Rena R. Wing, Mary L. Klem,

and James O. Hill, "What Predicts Weight Regain in a Group of Successful Weight Losers？" *Journal of Consulting and Clinical Psychology* 67：2（1999）：177–185。

8. 引文摘自："Last-Minute Diet Secrets," *People*（March 16, 2004）：122–125。

9. 这一结论源自一系列研究成果，见：David A. Levitsky, "The Non-Regulation of Food Intake in Humans：Hope for Reversing the Epidemic of Obesity," *Physiology & Behavior* 86：5（December 2005）：623–632。

10.关于压抑型进食者的出色研究很多由珍妮特·波利维和彼得·赫尔曼两位完成。参见：Janet Polivy, J. Coleman, and C. Peter Herman, "The Effect of Deprivation on Food Cravings and Eating Behavior in Restrained and Unrestrained Eaters," *International Journal of Eating Disorders* 38：4（December 2005）：301–309。

11. 该联合刊登的专栏因为这位全国知名的心理学家而多次重印。摘自："News of the Weird," *Funny Times*（October 2005）：25。

12. 目前这个方面的最好论述来自罗伊·鲍迈斯特（Roy Baumeister）。参见：Roy F. Baumeister, "Yielding to Temptation：Self-Control Failure, Impulsive Purchasing, and Consumer Behavior," *Journal of Consumer Research* 28：4（2002）：670–76。其他研究成果见：Erica M. Okada, "Justification Effects on Consumer Choice of

Hedonic and Utilitarian Goods," *Journal of Marketing Research* 42：1 (2005)：43–53；Baba Shiv and Alexander Fedorikhin, "Heart and Mind in Conflict：The Interplay of Affect and Cognition in Consumer Decision Making," *Journal of Consumer Research* 26 (December 1999)：278–292。

13. 见：N. E. Sherwood, Robert W. Jeffrey, Simone French, et al., "Predictors of Weight Gain in the Pound of Prevention Study," *International Journal of Obesity* 24：4 (April 2000)：395–403。

14. 如果每天的热量消耗量与摄取量相等，人体就处于"能量平衡"。能量平衡所需卡路里根据个人体重和当天活动量而有所不同。个头小的成年人比个头大的成年人消耗热量少；好动的人比怠惰的人消耗得多。

15. 一磅大致相当于3,500卡路里。每天吃三颗小糖豆（12卡路里），一年加起来就有4,380卡路里。类似地，每天喝一罐可口可乐（139卡路里），两年总共是101,470卡路里（29磅）。

16. 参见：James O. Hill and John C. Peters, "Environmental Contributions to the Obesity Epidemic," *Science*, 280 (5368)：1371–1374。

17. 参见：Bradley J. Willcox, M.D., D. Craig Willcox, Ph.D., and Makoto Suzuki, M.D., *The Okinawa Program* (New York：Clarkson Potter, 2001)。

2. 被遗忘的食物

1. 人们估计自己吃掉的食物一般要比实际吃掉的少28%。见：Brian Wansink and Lawrence W. Linder, "Interactions Between Forms of Fat Consumption and Restaurant Bread Consumption," *International Journal of Obesity* 27：7（2003）：866–868。

2. 阐述这一问题的有两个优秀的研究项目。见：David A. Booth and Richard P. J. Freeman, "Are Calories Attributed or Sensed," *Appetite* 24：2（April 1995）：184；Michael R. Lowe, "Eating Motives and the Controversy Over Dieting：Eating Less Than Needed Versus Less Than Wanted," *Obesity Research* 13：5（May 2005）：797–806。

3. 摘自 "No Expense Spared for Big Day of Fun," *USA Today*（February 4，2005），E-2。

4. 参见："The Chicken-Bone Diet：Consumption Monitoring and Intake"（2006），under review。该研究被ABC电视台新闻节目20/20报道，可在www.MindlessEating.org观看有趣的视频剪辑。

5. "监狱增胖谜团"是基于与伊利诺斯厄巴纳的记者萨拉·乔·布伦纳（Sarah Jo Brenner）的一次对话。

6. 这种BMI公式适用于美国、关岛等使用英制度量法的国家和地区。如果读者来自其他200多个使用公制度量法的国家和地区，BMI则更容易计算。用身高米数的平方去除体重公斤数就可以了。

7. "骨架经验法则"可参看这一有趣著作：Diane Iron，*The World's Best Diet Secrets*。

8. 参见：Barbara Rolls，*The Volumetrics Eating Plan*（2005）。研究能量密度课题的还有普渡大学理查德·马特斯（Richard Mattes）博士、阿拉巴马大学伯明翰分校的罗兰·韦恩希尔（Roland L. Weinsier）博士以及杜克大学饮食与健身研究中心的特里·布朗利（Terry Brownlee）博士。可观看ABC新闻节目20/20的肥胖症特辑中就此话题对罗尔斯博士的采访，见注解4。

9. 采用能量密度法节食的好点子见：Howard M. Shapiro，*Dr. Shapiro's Picture Perfect Weight Permanent Weight Loss*（New York：Warner Books，Inc.，2000）。

10. 参见：S. C. Wooley，"Physiologic Versus Cognitive Factors in Short-Term Food Regulation in the Obese and Nonobese，" *Psychosomatic Medicine* 34（1972）：62–8。

11. 参见：S. C. Wooley，"Physiologic Versus Cognitive Factors in Short-Term Food Regulation in the Obese and Nonobese，" *Psychosomatic Medicine* 34（1972）：62–8。

12. 参见：Brian Wansink，James E. Painter，and Jill North，"Bottomless Bowls：Why Visual Cues of Portion Size May Influence

Intake," *Obesity Research* 13：1（January 2005）：93–100。

13. 见：Brian Wansink, Collin R. Payne, Pierre Chandon, and Paul Rozin, "The French Paradox Redux：Internal and External Cues of Meal Cessation"（2006）。

14. 在近20年中，关于人们对热量的预估偏差和肥胖者更夸大的偏差，众多学界大咖屡有报告。典型的研究案例包括：David Lansky and Kelly D. Brownell, "Estimates of Food Quantity and Calories：Errors in Self-Report Among Obese Patients," *American Journal of Clinical Nutrition* 35：4（1982）：727–32；M. Barbara, E. Livingstone, and Alison E. Black, "Markers of the Validity of Reported Energy Intake," *Journal of Nutrition* 133：3（2003）：895S–920S；Janet A. Tooze, Amy F. Subar, Frances E. Thompson, Richard Troiano, Arthur Schatzkin, and Victor Kipnis, "Psychosocial Predictors of Energy Underreporting in a Large Doubly Labeled Water Study," *The American Journal of Clinical Nutrition* 79：5（2004）：795–804。

15. 参见：Shirley S. Wang, Kelly Brownell, and Thomas Wadden, "The Influence of the Stigma of Obesity on Overweight Individuals," *International Journal of Obesity* 28：10（October 2004）：1333–1337。

16. 这是用一种压缩幂函数测算出来的。具体细节（包括运算方法）见：Pierre Chandon and Brian Wansink, "Obesity and

the Calorie Underestimation Bias：A Psychophysical Model of Fast-Food Meal Size Estimation，" *Journal of Marketing Research* (2007)。

17. 关于饮食辅导有一些重要提示。见：Brian Wansink and Pierre Chandon "Meal Size，Not Body Size，Explains Food Calorie Estimation Errors，" *Annals of Internal Medicine* (September 2006)。所幸，我们还发现了减少热量预估偏差一个简单方法。预估一餐中每一项食物的热量（鸡肉、玉米、色拉等的热量）然后把它们相加，结果与准确数字的偏差往往只有5%~10%。

3. 餐厅景象研究

1. 这一92%的数据在我们的研究中反复出现。见：Brian Wansink and Matthew M. Cheney，"Super Bowls：Serving Bowl Size and Food Consumption，" *Journal of the American Medical Association* 293：14 (April 2005)：1727–1728。

2. 这一节关于包装大小的讨论大多基于下列论文：Brian Wansink，"Can Package Size Accelerate Usage Volume？" *Journal of Marketing* 60：3 (July 1996)：1–14。

3. 在另一个把控更严密的实验室研究中，巧克力豆的差异是63和122颗（见"Can Package Size Accelerate Usage Volume？"）因为这个原因，有人情愿用更贵的单价买更小的包装。类似地，试图戒烟的人会不买10包的整条香烟而单买一包，单价贵了两倍。

4. 消耗规则的概念提出见 Brian Wansink, "Environmental Factors That Increase the Food Intake and Consumption Volume of Unknowing Consumers," *Annual Review of Nutrition* 24（2004）：455–79。

5. 不同国家有不同规则。比如保罗·罗岑的研究表明，费城的中餐馆供应的菜肴比巴黎的中餐馆供应的菜肴分量多72%。

6. 参见：Brian Wansink, "Can Package Size Accelerate Usage Volum？"

7. 参见：Abby Ellin, "For Overweight Children, Are 'Fat Camps' a Solution？" *New York Times* on the web（June 2005）。

8. 参见：Brian Wansink and Koert van Ittersum, "Bottoms Up! The Influence of Elongation and Pouring on Consumption Volume," *Journal of Consumer Research* 30：3（December 2003）：455–463。

9. 虽然我们曾计划整个团队都来搜集数据，但实际上却没有这么做。正如《费城问询报》（*Philadelphia Inquirer*）专栏作者迈克尔·科莱恩（Michael Klein）在他的2006年元旦专栏文章里简明描述的："万辛克说，按照正统的学术规矩，我本来打算派学生们去现场做事务性工作。'但我们不能把19岁的孩子送去酒吧。'他上周这么说。"我最后不得不亲自上阵，但仍用了"我们"这个字眼，肯定团队的工作，他们在1995年这项研究中助力策划了酒吧招待的测试。

10. 薛尔特·冯·伊特叙和我同样找来198位大学生，请他们练习十次，试着倒出准确的量。当我们改换了杯子后，他们也多倒了。我们就这两项最新研究合作发表了论文，见：Brian Wansink and Koert van Ittersum, "Shape of Glass and Amount of Alcohol Poured: Comparative Study of Effect of Practice and Concentration," *British Medical Journal* 331 (2005): 1512-14。

11. 另见：Priya Raghubir and Aradhna Krishna, "Vital Dimensions in Volume Perception: Can the Eye Fool the Stomach？" *Journal of Marketing Research* 36: 3 (1999): 313–26; Valerie Folkes and S. Matta, "The Effect of Package Shape on Consumers' Judgments of Product Volume: Attention as a Mental Contaminant," *Journal of Consumer Research* 31: 2 (September 2004): 390–401。

12. 用吸管喝饮料的人同样要当心大的吸管。见：Henry T. Lawless, Sharon Bender, Carol Oman, and Cathy Pelletier, "Gender, Age, Vessel Size, Cup vs. Straw Sipping, and Sequence Effects on Sip Volume," *Dysphagia* 18: 3 (Summer 2003): 196–202。

13. 见：Brian Wansink, Koert van Ittersum, and James E. Painter, "Ice Cream Illusions: Bowl Size, Spoon Size, and Serving Size," *American Journal of Preventive Medicine* (September 2006)。

14. 这是我在伊利诺斯大学给MBA学生教《认识消费者选择》的三节课中一节时完成的。关于碗的大小，我足足讲了90分钟，因此这节课的教课评分比其他两节低了8%。为了在《美国医学协会杂志》发表文章，我也是拼了。

15. 参见：Brian Wansink and Matthew M. Cheney, "Super Bowls: Serving Bowl Size and Food Consumption," *Journal of the American Medical Association* 293: 14 (April 2005): 1727–1728。

16. 参见：Barbara J. Rolls, Edward A. Rowe, Edmund T. Rolls, Breda Kingston, Angela Megson, and Rachael Gunary, "Variety in a Meal Enhances Food Intake in Man," *Physiology and Behavior* 26 (1981): 215–21; David L. Katz and Catherine S. Katz, *Flavor Point Diet, The Delicious, Breakthrough Plan to Turn Off Your Hunger and Lose the Weight for Good* (Emmaus, PA: Rodale Books, 2005)。

17. 参见：J. Jeffrey Inman, "The Role of Sensory-Specific Satiety in Attribute-Level Variety Seeking," *Journal of Consumer Research* 28: 1 (2001): 105–20。

18. 参见：Edward T. Rolls and J. H. Rolls, "Olfactory Sensory-Specific Satiety in Humans," *Physiology and Behavior* 61 (1997): 461。

19. 针对更广泛人群的一系列研究见：Barbara E. Kahn and Brian Wansink, "The Influence of Assortment Structure

on Perceived Variety and Consumption Quantities," *Journal of Consumer Research* 30：4（March 2004）：519–533。关于酒吧招待的文章，要特别感谢编辑大卫·米克（David Mick），是他帮我们生动地展现了这些观点。

20. 这里有两个原因：一，我们自认为看到的食物品种或口味越丰富，就越发想象自己会喜欢。第二个原因比较复杂。谈到应该拿多少食物时，我们一般不知道自己想要多少。答案不分对错。我们会做的，是想想拿多少比较正常、合适或普通，然后就跟着这个量走。比如，当我们看到食物品种很多，或者量很大时，我们认为多拿些是正常的、合适的。当小糖豆混合在一起时，感觉上它们的口味种类会多一些，这就影响了大家拿的数量。他们拿了自认为正常或合适的数量。

21. 七色巧克力豆的碗里有绿、橙、蓝、黄、褐、棕、红等颜色；十色巧克力还加了金、粉、青等颜色。详情见：Barbara. E. Kahn and Brian Wansink，"The Influence of Assortment Structure on Perceived Variety and Consumption Quantities," *Journal of Consumer Research* 30：4（March 2004）：519–33。

22. 品种的变量可以计算确定，下面的论文提供了一种有用的计算工具：Stephen J. Hoch, Eric L. Bradlow, and Brian Wansink, "The Variety of Assortment," *Marketing Science* 18：4（1999）：527– 46。

4. 我们周围的隐藏说客

1. 拿到糖果的秘书，办公位置比较偏僻，周围人来人往不多，他们的糖果不太可能被路过的人顺走。见：Brian Wansink, James E. Painter, and Yeon-Kyung Lee, "Proximity's Influence on Estimated and Actual Candy Consumption," *International Journal of Obesity* 30：5（May 2006）：871–75。

2. 虽然这是一项普适的公平科学研究，但最初由斯坦利·沙赫特进行的研究所显示的影响大多与肥胖者相关。后续的类似研究大都证明，麻烦的包装对几乎所有人都有影响。

3. 过去人们认为，通过不断增多的胃部细微抽搐，我们可以感知到饥饿。（抽搐得厉害时，我们会听到肚子咕咕叫。）我们现在知道了，我们未必需要靠这些抽搐才能感到饥饿。

4. 参见：Jacques Le Magnen, *Neurobiology of Feeding and Nutrition*（New York：Academic Press, 1992）. Alexandra W. Logue, *The Psychology of Eating and Drinking*, 3rd edition（New York：Brunner-Routledge, 2004）。　另　见：Peter J. Rogers and Andrew J. Hill, "Breakdown of Dietary Restraint Following Mere Exposure to Food Stimuli：Interrelationships Between Restraint, Hunger, Salivation, and Food Intake," *Addictive Behaviors* 14（1989）：387–397。

5. 参见: Brian Wansink and Rohit Deshpandé, "'Out of Sight, Out of Mind': The Impact of Household Stockpiling on Usage Rates," *Marketing Letters* 5: 1 (1994): 91–100。

6. 参见: Phil McGraw, *The Ultimate Weight Solution: The 7 Keys to Weight Loss Freedom* (New York: Free Press, 2003)。

7. 另见: Stanley Schachter and Judith Rodin, *Obese Humans and Rats* (New York: John Wiley & Sons, 1974)。另见: Stanley Schachter, "Some Extraordinary Facts About Obese Humans and Rats," *American Psychologist* 26 (1971): 129–44; Patti Pliner, "Effect of External Cues on the Thinking Behavior of Obese and Normal Subjects," *Journal of Abnormal Psychology* 82 (1968): 233–238。

8. 这是沙赫特在该领域中最令人叫绝的研究之一，参见: Stanley L. Schachter, "Manipulated Time and Eating Behavior," *Journal of Personality and Social Psychology* 10 (1968): 98–106, and Harvey P. Weingarten, "Meal Initiation Controlled by Learned Cues: Basic Behavioral Properties," *Appetite* 5 (1984): 147–158。

9. 把巧克力放在办公桌里的研究可见于: James E. Painter, Brian Wansink, and Julie B. Hieggelke, "How Visibility and Convenience Influence Candy Consumption," *Appetite* 38: 3 (June 2002), 237– 38。另见: Brian Wansink, James E. Painter, and Yeon-

Kyung Lee, "Proximity's Influence on Estimated and Actual Candy Consumption," *International Journal of Obesity* 30：5 (May 2006)：871–75。

10. 这一特定研究只关注两个极端的非亚裔食客，即BMI低于25的体重正常者与BMI大于30的过度肥胖者，而不是那些BMI介于25到30之间的超重但不过胖的人。筷子的研究属于一个规模更大的研究，见：Brian Wansink and Collin R. Payne, "The Cues and Correlates of Overeating at the Chinese Buffet," Cornell University Food and Brand Lab working paper。我们关于使用筷子"畅吃"的暗地调查基于以下文章的观点：Stanley Schachter, L. N. Friedman, and J. Handler, "Who Eats with Chopsticks？" in eds. S. Schachter and J. Rodin, *Obese Humans and Rats* (Hoboken, NJ：Wiley & Sons, 1974)。

11. 关于人类与老鼠的研究，更多精彩内容请见：David A. Levitsky, "Putting Behavior Back into Feeding Behavior：A Tribute to George Collier," *Appetite* 38 (2002)：143–148。另见：Stanley Schachter and Judith Rodin, *Obese Humans and Rats*。

12.《食品质量与选择》的联席主编赫伯特·迈泽尔曼是实地研究的坚定支持者。该研究论文见：Herbert L. Meiselman, Duncan Hedderley, Sarah L. Staddon, Barry J. Pierson, and Catherine R. Symongs, "Effect of Effort on Meal Selection and

Meal Acceptability in a Student Cafeteria," *Appetite* 23（1994）：43–55。

13. 参见：See A. W. Meyers, A. J. Stunkard, and M. Coll, "Food Accessibility and Food Choice," *Archives of General Psychiatry*, 37：10（October 1980），1133–1135。

14. 参见：Brian Wansink, Armand Cardello, and Jill North, "Fluid Consumption and the Potential Role of Canteen Shape in Minimizing Dehydration," *Military Medicine* 170：10（October 2005）：871–73。

15. 在20世纪90年代末，我们就人们买了从来不用的食物进行了调查。其中不少是为了一个没办成的活动（比如聚会）而批量采购的食物。见：Brian Wansink, S. Adam Brasel, and Stephen Amjad, "The Mystery of the Cabinet Castaway：Why We Buy Products We Never Use," *Journal of Family and Consumer Science* 92：1（2001）：104–108。

16. 参见：Pierre Chandon and Brian Wansink, "When Are Stockpiled Products Consumed Faster？ A Convenience-Salience Framework of Post-Purchase Consumption Incidence and Quantity," *Journal of Marketing Research* 39：3（August 2002）：321–335。特别感谢拉斯·维纳（Russ Winer）（现任纽约大学教务主任），他作为编辑帮助我们推敲这篇论文，使它得以面世。

5. 无意识饮食脚本

1. 我们在一些定性研究和定量研究中对此进行了调研。比较值得关注的一个研究成果就是，请150位芝加哥人和150位巴黎人就关于他们饮食行为的一系列陈述用1到9分（1是不同意，9是同意）进行打分。见：Brian Wansink, Collin Payne, Pierre Chandon, and Paul Rozen, "The French Paradox Redux: The Influence of Internal and External Cues in Meal Cessation"。

2. 参见：John M. DeCastro, "Eating Behavior: Lessons from the Real World of Humans," *Ingestive Behavior and Obesity* 16 (2000): 800–13; John M. DeCastro, "Family and Friends Produce Greater Social Facilitation of Food-Intake Than Other Companions," *Physiology and Behavior* 56 (1994): 445–55。

3. 参见：C. Peter Herman, Deborah A. Roth, and Janet Polivy, "Effects of the Presence of Others on Food Intake: A Normative Interpretation," *Psychological Bulletin* 129: 6 (November 2003): 873–86。

4. 参见：Rick Bell and Patti L. Pliner, "Time to Eat: The Relationship Between the Number of People Eating and Meal Duration in Three Lunch Settings," *Appetite* 41 (2003): 215–18。

5. 参见：Shelley Chaiken and Patti L. Pliner, "Eating, Social

Motives, and Self-Presentation in Women and Men," *Journal of Experimental Social Psychology* 26 (1990): 240-54。

6. 参见: Brian Wansink, Collin R. Payne, Se-Bum Park, and Junyong Kim, "I Am How Much I Eat: How Self-Monitoring Influences Food Intake on Dates"。

7. 虽说我们频频发现看电视、食物摄取和肥胖症之间互相关联，但是这些相关研究也常因体力活动缺乏等的因素而混淆。不过，它们确实暗示了分心的活动与食物摄取的关系。

8. 一些研究者已经揭示了看电视和体重的相关性结果。包括: David A. Crawford, Robert W. Jeffery, and Simone A. French, "Television Viewing, Physical Inactivity and Obesity," *International Journal of Obesity* 23: 4 (April 1999): 427-40; Natalie Stroebele and John M. DeCastro, "Television Viewing Is Associated with an Increase in Meal Frequency in Humans," *Appetite* 42: 1 (February 2004): 111-113。

9. 引自下列一篇标题惊人的研究论文: Natalie Stroebele and John M. DeCastro, "Television Viewing Nearly Adds an Additional Meal to Daily Intake"。

10. 电视、阅读、电影和体育活动之类的消遣活动使人分心，感知不到饱足感的口腔感官信号。

11. 该调查由美国饮食学会康尼格拉食品基金会"家庭食品

安全"计划委托进行。相关报道文章见：Nanci Hellmich, *USA Today*, October 1, 2004, p. 8D。

12. 参见：France Bellisle and Anne-Marie Dalix, "Cognitive Restraint Can Be Offset by Distraction, Leading to Increased Meal Intake in Women," *American Journal of Clinical Nutrition* 74 (2001)：197–200。

13. 该研究的样本规模多少令人有些吃惊。需要注意的是，它发表在一本声誉颇高的学术期刊上。现在揭晓吧。该研究的对象只有两位健忘症患者。其中一位在吃完第一顿后仅10分钟又开始吃第二顿，另一位是30分钟后吃的。见下列精彩文章：Paul Rozin, Sara Dow, Morris Moscovitch, and Suparna Rajaram, "What Causes Humans to Begin and End a Meal？ A Role for Memory for What Has Been Eaten, as Evidenced by a Study of Multiple Meal Eating in Amnesic Patients," *Psychological Science* 9 (1998)：392–96。

14. 参见：Stanley L. Schachter, "Manipulated Time and Eating Behavior," *Journal of Personality and Social Psychology* 10 (1968)：98–106；Harvey P. Weingarten, "Meal Initiation Controlled by Learned Cues：Basic Behavioral Properties," *Appetite* 5 (1984)：147–58；Judith Rodin, "Effects of Distraction on the Performance of Obese and Normal Subjects," in ed., S. Schachter and J. Rodin,

Obese Humans and Rats (New York：Wiley & Sons, 1974)。

15. 参见：Ronald E. Milliman, "The Influence of Background Music on the Behavior of Restaurant Patrons," *Journal of Consumer Research* 13：1 (1986)：286–89。此文虽然短小精悍，但我似乎常在不经意之间提起它。

16. 参见：Joseph G. Lavin and Harry T. Lawless, "Effects of Color and Odor on Judgments of Sweetness Among Children and Adults," *Food Quality and Preference* 9 (1998)：283。

17. 感谢伊利诺斯香槟市尼尔大街1614号哈迪斯餐厅（现为卡乐星餐厅）经理和员工的大力配合。

18. 离莫奈尔研究中心3,200多公里，是阿兰·赫奇（Alan Hirsch）博士在芝加哥的实验室。他的实验室初步证明，我们喜欢的气味类型多少与自己性格有些相关。见：Alan Hirsch, *What Flavor Is Your Personality？ Discover Who You Are by Looking at What You Eat* (Naperville, IL：Sourcebooks, Inc., 2001)。

19. 谈到莫奈尔中心对感官研究的杰出贡献，这只是冰山一角。参见：Julie A. Mennella and Gary K. Beauchamp, "The Early Development of Human Flavor Preferences," in ed. Elizabeth D. Capaldi, *Why We Eat What We Eat*：*The Psychology of Eating* (Washington, D.C.：American Psychological Association, 1996)。

20. 参见：www.cinnabon.com，2006年2月17日。

21. 关于感官的实地研究和实验室研究之间的差异，更多的背景资料请见：Caas de Graaf, Armand V. Cardello, F. Matthew Kramer, Larry L. Lesher, Herbert L. Meiselman, and Howard G. Schutz, "A Comparison Between Liking Ratings Obtained Under Laboratory and Field Conditions: The Role of Choice," *Appetite* 44: 1 (February 2005): 15–22。

22. 参见：Diane Irons, *The World's Best-Kept Diet Secrets: Lose Weight Safely, and Permanently* (Naperville, IL: Sourcebooks, Inc., 1998)。

23. 饥饿体温理论首先在20世纪40年代提出，见：John. R. Brobeck, "Food Intake as a Mechanism of Temperature Regulation," *Journal of Biology and Medicine* 20 (1948): 545–52。

24. 正因为此，赤道附近的居民往往比较瘦，他们的食物比拉普兰人或加拿大的梅迪辛哈特人的食物要辣得多。在炎热的天气中，辛辣食物会刺激胃口，让人吃得更多。它也会让人想喝更多的水。

25. "大雨倾心"正体现了根据具体情况进行的暗示。这些暗示的影响力成了下列文章的立论基础：Brian Wansink and Michael L. Ray, "Advertising Strategies to Increase Usage Frequency," *Journal of Marketing* 60: 1 (January 1996): 31–46。

6. 名字的游戏

1. 科学地说，味觉是客观的，但我们对于味觉的判断是主观的。我们骗不了自己的味蕾，但却骗得了自己对味蕾所尝味道的感觉。

2. 见：Heli M. Tuorila, Herbert L. Meiselman, Armand V. Cardello, and Larry L. Lesher，"Effect of Expectations and the Definition of Product Category on Acceptance of Unfamiliar Foods，"*Food Quality and Preference* 9：6（1998）：421–430。

3. 这一先导测试为后来我们在暗室里提供气味冲突的柠檬和巧克力酸奶这一规模更大的研究起到了铺路作用。见：Brian Wansink, Alan O. Wright, and Collin R. Payne，"Olfactory Suggestiveness and Evaluation，"working paper。

4. 在2001年，我们实验室进行了一项大规模定量调查，研究"二战"对参战美国人饮食习惯的影响。比利是参与完调查的老兵之一，他手写了这个故事。关于"二战"研究的其他详情见第8章。

5. 参见：Brian Wansink, Collin R. Payne, James E. Painter, and Jill North，"What Is Beautiful Tastes Good：Visual Cues and Taste Evaluation，"*Food Quality and Preference*。

6. 下列这篇老辣的经典好文，最好地体现了世界一流餐厅厨房里的危险：Anthony Bourdain, *Kitchen Confidential：Adventures*

in the Culinary Underbelly（New York：Ecco Press, HarperCollins,
2000）。

7. 这个例子讲的是，一项研究的成果尚未正式发表，早就
在不经意间泄露给了餐饮酒店业的杂志。2004年春天，当我在
佛罗伦萨一个烹饪学院做演讲时，惊讶地发现它出现在阅读目
录上，却没有署上我和合著者的姓名。此文的正式版本参见：
Brian Wansink, Koert van Ittersum, and James E. Painter, "How
Descriptive Food Names Bias Sensory Perceptions in Restaurants,"
Food Quality and Preference 16：5（2005）：393– 400。

8. 参见：Brian Wansink, James E. Painter, and Koert van Ittersum,
"Descriptive Menu Labels' Effect on Sales," *Cornell Hotel and
Restaurant Administrative Quarterly* 42：6（December 2001）：68–72。

9. 这是2006年2月13日从两个学校的网站上下载的菜单。除
了列出的项目外，菲利普斯·埃克塞特学院的菜单还包括烤鸡胸
肉、卷心菜色拉和加料姜饼。1996年，学院大楼主入口处的拉
丁文校训改成了更具性别包容性的版本"在这里，男孩和女孩一
起追寻知识的力量。"（"*Hic quaerite pueri puellaeque virtutem et
scientiam.*"）。

10. 参见：Graham Lawton, "Angelic Host," *New Scientist* 184
（December 2004）：68–69。

11. 参见：Ralph I. Allison and Kenneth P. Uhl, "Influence

of Beer Brand Identification on Taste Perception," *Journal of Marketing Research* 1（August 1964）：36–39。

12. "二战"时美国在大后方招募各行各业的人（包括社会科学家），协力度过那些困难时期。从下文中可见一斑：Brian Wansink, "Changing Eating Habits on the Home Front：Lost Lessons from World War II Research," *Journal of Public Policy and Marketing* 21：1（Spring 2002）：90–99。特别感谢康妮·佩奇曼（Connie Pechmann）的支持，让这些想法得见天日。

13. 当国家大豆研究中心启动这些早期大豆研发项目时，这些研究的资金支持也来自农业研究委员会、伊利诺斯大豆计划工作委员会及伊利诺斯大豆食品研究中心。

14. 俄罗斯人遇到的问题不同。在俄罗斯，"大豆"一词听起来像一个众所周知的核弹系统的缩略语。回顾关于此类联想的研究见：Brian Wansink, *Marketing Nutrition*：*Soy*, *Functional Foods*, *Biotechnology*, *and Obesity*（Champaign：University of Illinois Press, 2005）；Brian Wansink and Randall Westgren, "Profiling Taste-Motivated Segments," *Appetite* 4：3（December 2003）：323–27；Brian Wansink, "Overcoming the Taste Stigma of Soy," *Journal of Food Science* 68：8（September 2003）：2604–2606。

15. 然而，这并不适用于所有人。养生派人群就不受大豆标签的影响。也就是说，标签上写有"大豆"，对他们的期望值既无贬损，也无提高。更多内容请见：Brian Wansink and Se-Bum Park，"Sensory Suggestiveness and Labeling：Do Soy Labels Bias Taste？"*Journal of Sensory Studies* 17：5（November 2002）：483–91。

7. 想吃惬意美食

1. 参见：Brian Wansink，Matthew M. Cheney，and Nina Chan，"Exploring Comfort Food Preferences Across Gender and Age，"*Physiology and Behavior* 79：4（2003）：739–747。

2. 目前，探讨这种"坏心情吃坏食物、好心情吃好食物"的基本规律的论文包括：Brian Wansink，Matthew M. Cheney，and Nina Chan，"Exploring Comfort Food Preferences Across Gender and Age，"*Physiology and Behavior* 79：4（2003）：739–47。

3. 有两篇论文利用可控实验室研究探讨了这一现象背后的一般理论：Nitika Garg，Brian Wansink，and J. Jeffrey Inman，"The Influence of Incidental Affect on Consumer's Food Intake"（2007），*Journal of Marketing*；Brian Wansink，Meryl P. Gardner，Junyong Kim，and Se-Bum Park，"Comfort Food，Mood，and Intake"。

4. 关于阶梯法的最初介绍见于：Thomas J. Reynolds and Jonathan Gutman，"Laddering Theory，Method，Analysis，and Interpretation，"

Journal of Advertising Research (February/March 1988)：11–31。此后，阶梯法得到了调整，以更好地适应不同情况，比如食品或高端品牌，见：Brian Wansink, "Using Laddering to Understand and Leverage a Brand's Equity," *Qualitative Market Research* 6：2 (2003)：111–18。另见：Brian Wansink, "New Techniques to Generate Key Marketing Insights," *Marketing Research* (Summer 2000)：28–36。

5. 食物认同感的话题颇有趣味性，研究方法各有不同。最新的研究包括：Carol Bisogni, Mark Connors, Carol M. Devine, and Jeffrey Sobal, "Who We Are and How We Eat：A Qualitative Study of Identities in Food Choice," *Journal of Nutrition Education and Behavior* 34：3 (May–June 2002)：128–139；Michael W. Lynn and Judy Harris, "Individual Differences in the Pursuit of Uniqueness Through Consumption," *Journal of Applied Social Psychology* 27 (1997)：1861–1883。

6. 这个项目的主要目的是建立一种新的统计方法。关于汤品的预测只是一种测试方法。见：Brian Wansink and SeaBum Park, "Accounting for Taste：Prototypes that Predict Preference," *Journal of Database Marketing*, 7：4, (2000), 308–20。

7. 参见：Brian Wansink, Steven Sonka, Peter Goldsmith, Jorge Chiriboga, and Nilgun Eren, "Increasing the Acceptance of Soy-Based Foods," *Journal of International Food and Agribusiness Marketing* 17：

1（2005）：33–55。

8. 我还想知道，这些人当中有多少人是苹果电脑的用户。在 www.ConsumerPsychology.com 这一网站上，下载率一度最高的是在《美国人口统计》（*American Demographics*）上发表的一篇两页长的短文，见：Brian Wansink and Cynthia Sangerman，"Engineering Comfort Foods," *American Demographics*（July 2000）：66–67。

9. 参见：Brian Wansink and Cynthia Huffman，"A Framework for Revitalizing Mature Brands," *Journal of Brand and Product Management* 10：4（2001）：228–42。

10. 部分摘自：Doris Wild Helmering and Dianne Hales，*Think Thin，Be Thin*（New York：Broadway Books，2004）：77。

11. 参见：Brian Wansink，Koert van Ittersum，and Carolina Werle，"How Combat Influences Unfamiliar Food Preferences：Do Marines Eat Japanese Food？"。关于"二战"的消极联想同样影响了人们对德国菜的态度，这也是斯旺森的电视晚宴"巴伐利亚醋焖牛肉、红甘蓝面疙瘩"据称是在20世纪50年代末惨遭失败的原因之一。

12. 实际上，研究结果不尽如人意，对我们来说已经司空见惯。在一些案例中，我们出了错，比如在"续汤碗"的研究中用的鸡汤面条堵住了续汤的管子。在另一些案例中，有意外发生，比如有人把一个价值1,400美元的无线磅秤撸下了桌子。还有一些情况，只能怪我们的研究设计得不够巧妙，不足以达成清晰的答案。这就是我们反复做那么多事的缘故。

8. 营养把关人

1. 参见：Brian Wansink and Keong-mi Lee, "Cooking Habits Provide a Key to 5 a Day Success," *Journal of the American Dietetic Assocation* 104：11（November 2004）：1648–50。

2. 参见：Brian Wansink, "Focus on Nutritional Gatekeepers and the 72% Solution," *Journal of the American Dietetic Association*,（September 2006）。有趣的是，我们跟各种不一样的人群反复做过这个测试。厨艺好的人、不下厨的人、年轻的父母、空巢老人、祖母、单身母亲等。他们各有不同，但最后的估计都在72%左右。

3. 参见：Brian Wansink and Randall Westgren, "Profiling Taste-Motivated Segments," *Appetite* 41：3（December 2003）：323–27；Brian Wansink and JaeHak Cheong, "Taste Profiles that Correlate with Soy Consumption in Developing Countries," *Pakistan Journal of Nutrition* 1：6（December 2002）：276–78；Brian Wansink and Keong-mi Lee, "Cooking Habits Provide a Key to 5 a Day Success"。

4. 参见：Brian Wansink, "Profiling Nutritional Gatekeepers：Three Methods for Differentiating Influential Cooks," *Food Quality*

and Preference 14：4（June 2003）：289–297。

5. 当"营养把关人"研究首度发表时，评审人希望我们更注重方法而不是计算百分比。见：Brian Wansink，"Profiling Nutritional Gatekeepers：Three Methods for Differentiating Influential Cooks，"*FoodQualityandPreference*14：4（June2003）：289–297。百分比参见 Brian Wansink，*Marketing Nutrition*：*Soy*，*Functional Foods*，*Biotechnology*，*and Obesity*（Champaign：University of Illinois Press，2005）。

6. 参见：Brian Wansink，Ganaël Bascoul，and Gary T. Chen，"The Sweet Tooth Hypothesis：How Fruit Consumption Relates to Snack Consumption，"*Appetite*，31：2（June 2006）。

7. 在家吃饭挑食？振作点。持之以恒终有回报。尝一口不会要人命。利恩·伯奇教授已经证明了，尝一口的次数可能会多达15次，但最终孩子们会接受更丰富的口味，而不是只喜欢薯条、冰淇淋和果冻。

8. 参见：Julie A. Mennella and Gary K. Beauchamp，"The Early Development of Human Flavor Preferences" in ed. Elizabeth D. Capaldi，*Why We Eat What We Eat*：*The Psychology of Eating*（Washington，D.C.：American Psychological Association，1996）。

9. 这一纵向研究包括了对照组、分组日志和可信性确认，这些补充解释听起来都很乏味。凤尾鱼（新鲜的、不是腌制的）也许太夸张了，但是请放心，吃得很开心的小朋友可不止我女儿奥黛丽一个人。还有一点很重要：不要用可能引起窒息的食物，比如爆米花、坚果、薯片、整穗玉米、莓果、葡萄、热狗、生蔬菜、葡萄干以及片状干麦片。请关注www.MindlessEating.org，及时了解该定组研究的最新进展。

8. 参见：Julie A. Mennella and Gary K. Beauchamp, "The Early Development of Human Flavor Preferences" in ed. Elizabeth D. Capaldi, *Why We Eat What We Eat*: *The Psychology of Eating* (Washington, D.C.: American Psychological Association, 1996)。

10. 这是经典之作：Sibylle K. Escalona, "Feeding Disturbances in Very Young Children," *American Journal of Orthopsychiatry* 15 (1945): 76–80。

11. 参见：See T. M. Field, R. Woodson, R. Greenberg, and D. Cohen, "Discrimination and Imitation of Facial Expressions by Neonates," *Science* 218 (1982): 179–181。

12. 感谢下面这本激发灵感的好书提供的例子：Alexandra Logue, *The Psychology of Eating and Drinking*, 3rd edition (New York: Brunner-Routledge, 2005)。

13. 参见：F. Baeyens, D. Vansteenwegen, J. De Houwer, and G. Crombex, "Observational Conditioning of Food Valence in Humans," *Appetite* 27 (1996): 235–50。

14. 这方面最值得关注的研究大多出自利恩·伯奇。见：Leann L. Birch，"Generalization of a Modified Food Preference，" *Child Development* 52（1981）：755–58。

15. 参见：Kathleen M. Pike and Judith Rodin，"Mothers，Daughters，and Disordered Eating，" *Journal of Abnormal Psychology*，100（1991）：198–204。

16. 摘自美国饮食学会 *Dieting for Dummies*（Hoboken，NJ：Wiley & Sons，2004）。

17. 关于这项研究的精彩论述请见：Alexandra Logue，*The Psychology of Eating and Drinking*，*3rd edition*（New York：Brunner-Routledge，2005）。

18. 这一新的研究领域着重探讨儿童喜欢或不喜欢健康食品的原因。它的依据是我们对成年人惬意美食成因的认识，见：Brian Wansink and Cynthia Sangerman，"Engineering Comfort Foods，" *American Demographics*（July 2000）：66–67。

19. 这些孩子的父母都是来自中国大陆，他们几乎完全吃着中式食品长大。虽然碘元素能预防甲状腺问题，这个知识肯定哄不了四岁小孩多吃海带。

20. 在法国，这是一种常见的零食观念。在中产阶层当中，在三餐之间吃零食仍被视为没有修养的行为。

21. 出自下列一本很有趣的书：Carolyn Wyman，*Better Than*

Homemade（Philadelphia：Quirk Books，2004）。

22. 这些经典研究大多在儿童行为实验室（Child Behavior Labs）进行，当时伯奇和费希尔两位都在伊利诺斯大学香槟分校。见：Leann L. Birch and Jennifer O. Fisher，"Mother's Child-Feeding Practices Influence Daughters' Eating and Weight,"*American Journal of Clinical Nutrition* 71 （2000）：1054–61；Leann L. Birch，Linda McPhee，B. C. Shoba，Lois Steinberg，and Ruth Krehbiel，"Clean Up Your Plate：Effects of Child Feeding Practices on the Conditioning of Meal Size,"*Learning and Motivation* 18 （1987）：301–317。另见：Jennifer O. Fisher，Barbara J. Rolls，and Leann L. Birch，"Children's Bite Size and Intake of an Entrée Are Greater with Large Portions Than with Age-Appropriate or Self-Selected Portions,"*American Journal of Clinical Nutrition* 77 （2003）：1164–1170。

23. "爱达荷餐盘法"是由爱达荷州一群营养师根据一个瑞典饮食规划方法修改而成。它的操作方法，是设想主要食物大类在一个盘子上应占据的空间。该办法在三餐中的具体情况有所不同，具体见www.platemethod.com。在午餐、晚餐时，食物应该分配好，盘子上要有四分之一的淀粉类食物（如意面、米饭或土豆）、四分之一的蛋白质或肉类食物、一半的低热量"不含淀粉的"蔬菜（不包括土豆、玉米、豌豆等）。盘子旁边，应该有一杯牛奶，或者酸奶，或者半杯布丁或冰淇淋，加一小块水果。该方法不但容易实施，而且在外出就餐时很管用，比如在餐厅吃饭或参加家庭聚会。见：H. Rizor, M. Smith, K. Thomas, J. Harker, and M. Rich, "Practical Nutrition：The Idaho Plate Method," *Practical Diabetology* 17（1998）：42–45。

9. 快餐流行病

1. 2005年，食品与药物管理局责令凯斯通集团制定一份关于非家用食品（快餐食品占了很大份额）营养和标示的建议书。我因此见到了埃里克·哈维兰，他是在这种情况下说了这番话。（2005年12月14日）

2. 快餐食品也很一目了然。没有坏桌子、坏服务员或者坏掉的薯条。

3. 摘自 NPD Group, *Summary of Food Trends—2002*（2003），www.npd.com。

4. 在2003年食品论坛关于包装及分量的座谈会上，芭芭拉·罗尔斯和我是其中两位主要学术发言人。

5. 参见：Brian Wansink, Collin R. Payne, Pierre Chandon, and Jill North, "The McSubway Illusion：Health Halos and Biased Lunches"。

6. 嗯，一个卡路里（相当于一个大卡的千分之一）的定义是1克水升温1摄氏度所需的热量。假设你的冰饮是0摄氏度，你的体温是37度。因为每盎司有29.54克水，那么把那一盎司水加温到你的体温需要1,092卡路里。这就相当于每盎司约1.1大卡。

7. 此估算数据根据出售低脂、常规两种即食麦片的14个品牌的市场调研得出。

8. 即食麦片和巧克力两个研究项目参见：Brian Wansink and Pierre Chandon, "Do Low Fat Nutrition Labels Lead to Obesity？" *Journal of Marketing Research* (2006)。

9. 美国饮食学会认为该问题相当重要，就此发表了一份建议书。见：Brian Wansink, "Position of the American Dietetic Association：Food and Nutrition Misinformation," *Journal of the American Dietetic Association*, 106 (2006)：601–607。

10. 参见：Brian Wansink, Steven T. Sonka, Clare M. Hasler, "Front Label Health Claims：When Less Is More," *Food Policy* 29：6 (December 2004) 659–667。在这个实验的实验室研究版本（我们发表的版本）中，我们发现包装上印有"大豆"足以让参与者预料食物难吃，而且他们的味蕾顺从了这种预期。参见：Brian Wansink and Se-Bum Park, "Sensory Suggestiveness and Labeling：Do Soy Labels Bias Taste？" *Journal of Sensory Studies* 17：5 (November 2002)：483– 91。

11. 功能性食品可能有减低某些疾病风险的功效。关于它们的完整描述和消费者的反应可参见：Brian Wansink, *Marketing*

Nutrition: *Soy*, *Functional Foods*, *Biotechnology*, *and Obesity* (Champaign: University of Illinois Press, 2005)。

12. 众多优秀研究者在此课题上都有所建树。具体案例见: Christine Moorman, "A Quasi-Experiment to Assess the Consumer and Informational Determinants of Nutritional Information Processing Activities: The Case of the Nutrition Labeling and Education Act," *Journal of Public Policy & Marketing* 15 (Spring 1996): 28–44; J. Craig Andrews, Richard G. Netemeyer, and Scott Burton, "Consumer Generalization of Nutrient Content Claims in Advertising," *Journal of Marketing* 62: 4 (1998): 62–75; Siva K. Balasubramanian and Catherine Cole, "Consumers' Search and Use of Nutrition Information: The Challenge and Promise of the Nutrition Labeling and Education Act," *Journal of Marketing* 66: 3 (2002): 112; Christine Moorman, Kristin Diehl, David Brinberg, and Blair Kidwell, "Subjective Knowledge, Search Location and Consumer Choice," *Journal of Consumer Research* 31 (December 2004): 673–80。

13. 参见: Brian Wansink, "How Do Front and Back Package Labels Influence Beliefs About Health Claims ? " *Journal of Consumer Affairs* 37: 2 (Winter 2003): 305–16; Brian Wansink, "Overcoming the Taste Stigma of Soy," *Journal of Food Science*

68：8（September 2003）：2604–2606。

14. 参见 NPD Group 2003。

15. 这种积极双赢的观点已经开始获得政界支持，这种协作精神正是 2005-2006 年全美州长协会会议的重要议题之一，该会议由阿肯色州州长麦克·哈科比（Mike Huckabee）主持。参见：Brian Wansink and Mike Huckabee, "De-Marketing Obesity," *California Management Review* 47：4（Summer 2005）：6–18。

16. 参见：Lisa R. Young, *The Portion Teller*（New York：Broadway Books, 2005）。另见：Lisa R. Young and Marion Nestle, "The Contribution of Expanding Portion Sizes to the US Obesity Epidemic," *American Journal of Public Health* 92（2002）：246–249。

17. 我经常被问到的一个问题："为什么美国餐馆供应的超大份食物比其他国家都要多？"我认为，这很大程度上是因为连锁餐厅的竞争。所有连锁店餐厅都做广告，它们对大多数人而言差异不是很大（苹果蜂、查理、红辣椒［三者均为美国快餐连锁店——译者注］之间的差别很微妙，以此类推。）。只要能提供"实惠"，它们都能在市场上分一杯羹。随着连锁餐厅业务扩展至国外，这种现象几乎肯定会跟着发生。

18. 参见：Carolyn Wyman, *Better Than Homemade*（Philadelphia：Quirk Books, 2004）。

19. 谈到犒劳型或是"享乐型"产品，我们对它们的价格没有对日常用品价格那么敏感。这也是我们会在沃尔玛买纸巾却不会买香水的一个原因。下列文章强调了这种价格敏感度的差别：Pierre Chandon, Brian Wansink, and Gilles Laurent, "A Benefit Congruency Framework of Sales Promotion Effectiveness," *Journal of Marketing* 64：4 (October 2000)：65–81。

10. 无意识地改善饮食

1. 拜上天所赐，我们一直面临着食物的困境。我们很容易淡忘，不到100年前，东西欧不少地方都在闹饥荒。因"一战"后欧洲食品援助和经济复苏而广受赞誉的"英雄工程师"实际上就曾经是一位工程师——赫伯特·胡佛（**胡佛是美国第31任总统——译者注**）。他9岁时也曾经是一个饥饿的孤儿。20年间，我经常拜访他在艾奥瓦州西布兰奇的出生地（以及总统图书馆）。这里甚至成了我向妻子求婚的地方。2006年3月，PBS电视台资深制作人汤姆·斯佩恩（Tom Spain）在制作一部纪录片时告诉我："你大概是唯一在他谈到胡佛时会哽咽的人了……那些说荷兰语、德语或者俄语的人除外。"

2. 我的好朋友和一些顶尖学者在这方面有不少优秀著作，包括：Kelly D. Brownell and Katherine Battle-Horgen, *Food Fight：The Inside Story of the Food Industry*, *America's Obesity Crisis*

and What We Can Do About It (New York：The McGraw-Hill Companies, Inc., 2004)；Marion Nestle, *Food Politics：How the Food Industry Influences Nutrition and Health* (Berkeley and Los Angeles：University of California Press, 2002)。关于食品工业中更普遍化的科学压力，有一本令人信服的著作：Robin Mather, *A Garden of Unearthly Delights：Bioengineering and the Future of Food* (New York：Dutton, published by the Penguin Group, 1995)。

3. 参见：James O. Hill, John C. Peters, Bonnie T. Jortberg, Pamela Peeke, *The Step Diet：Count Steps, Not Calories to Lose Weight and Keep It Off Forever* (New York：Workman Publishing, 2004)。另见：Simone A. French, Mary Story, Jayne A. Fulkerson, and Anne F. Gerlach, "Food Environment in Secondary Schools：À la Carte, Vending Machines, and Food Policies and Practices," *American Journal of Public Health* 93：7 (July 2003)：1161–67。

4. 在这方面聚焦食品的著作中，至少有四本我认为是高水准的书，如：Charles Stuart Platkin, *The Automatic Diet：The Proven 10-Step Process for Breaking Your Fat Pattern* (New York：Hudson Street Press, 2005)；James M. Ferguson and Cassandra Ferguson, *Habits Not Diets：The Secret to Lifetime Weight Control* (Boulder, CO：Bull Publishing Company, 2003)。还有一些书兼顾了食物

和活动，如：Edward Abramson，*Body Intelligence*：*Lose Weight*，*Keep It Off*，*and Feel Great About Your Body Without Dieting*（New York：McGraw-Hill，2005）；Jill Fleming，*Thin People Don't Clean Their Plates*：*Simple Lifestyle Choices for Permanent Weight Loss*（LaCrosse，WI：Inspiration Presentations Press，2005）。

　　5. 参见：Dennis Bier，"Bringing National Policy to the Local Level：Building a Community Consensus on Health Disparities and How to Address Them，"*Journal of Intellectual Disability Research* 48：4（June 2004）：340；Laverne A. Berkel，Walker S.C. Poston，Rebecca S. Reeves，and John P. Foreyt，"Behavioral Interventions for Obesity，"*Journal of the American Dietetic Association* 105：5（May 2005）：S35–S43。

　　6. 鉴于我从事的研究与营养师相关，即使不是注册营养师，我也有幸成为了美国饮食学会所属会员。

　　7. 在下列著作可找到一系列精心撰写的个性化方案：Cathy Nonas，*Outwit Your Weight*：*Fat-Proof Your Life with More than 200 Tips*，*Tools*，*& Techniques to Help You Defeat Your Diet Danger Zones*（Emmaus，PA：Rodale，2002）。

　　8. 如果你需要一些启发创意的点子，附录B描述了面临饮食危险区的五种类型的人群，提出了在生活干扰最低化的前提下一些可行的改进措施。

9. 你可以请伴侣或好友叮嘱你当天是否圆满完成那三项改变，以此坚持下去。但这也还不够好。首先，让伴侣或朋友承担记忆的责任不太公平。其次，三天过后，即便最温柔的提醒听着也像唠叨。

10. 在我们的调查中最常见的五种饮食风险区是：1）正餐胡吃海塞；2）零食吃个不停；3）聚会大吃大喝；4）下馆子饱餐；5）在办公桌或仪表盘上用餐。重要的是，要开动脑筋，想出一些对你而言最容易、最可行的点子。

11. 下面的书，是一位励志的男士通过循序渐进的方法成功减肥100磅的励志故事：Mike Huckabee, *Quit Digging Your Grave with a Knife and Fork: A 12-Stop Program to End Bad Habits and Begin a Healthy Lifestyle* (New York：Center Street，2005)。

鸣　谢

本书汇集了我过去20年研究的成果。它们得到了美国和国外一些卓越的研究大学和机构的大力支持，它们包括：斯坦福大学、达特茅斯学院、阿姆斯特丹自由大学、宾州大学沃顿商学院、伊利诺斯大学香槟分校、位于马萨诸塞州纳提克的美国陆军实验室、位于法国枫丹白露的英士国际商学院以及康奈尔大学。

然而，此时此刻，我想对伊利诺斯大学商学院致以最诚挚的谢意，感谢他们对这个研究的信心以及对大部分工作的支持。我们的各项研究计划并没有完全成功，他们对我的成功项目（乃至失败项目）的支持至关重要，让我能引领自己的实验室专注于营养研究的使命。

学术研究是天下最好的工作之一，因为学术界有像我过去、现在和未来的合作者这些了不起的人。下面的名字难以尽述：迈克尔·雷、史蒂夫·霍希、皮耶尔·钱登、罗希特·戴希潘德、埃里克·布拉德劳、芭芭拉·卡恩、鲍勃·肯特、史蒂夫·桑卡、居斯特·潘宁思、朴瑟宝、亚当·布拉瑟、金·佩恩特、科尔特·范·伊特尔逊、兰迪·韦斯特格林、吉尔·诺斯、金君咏、马特·钱尼、阿曼德·卡德罗、迈克·哈克比、格伦·科杜阿、克林·佩恩、保罗·罗津、安德鲁·格伊尔、约翰·彼得斯、伦尼·瓦塔尼安、戴维·贾斯特、杰夫·索贝尔、卡罗琳·维勒、彼得·托德。此外还包括：桑德拉·崔拉、潘·斯托布、黛布·吉布斯、马蒂·奥勒，以及食品与品牌实验室历任助理主任，包括约翰·穆里、约格·齐尔博吉、迈克·埃德蒙兹、罗恩·维特泽尔、埃里克·索森、莱维·鲍曼 、埃德尔多·巴伊斯、卡拉·蒙克等。

我工作中的不少灵感来自我心目中正在改变食物世界的学者们。

人的一生有不少改变命运的关键时刻。有些时刻发生时很耀眼，比如出生、结婚，但我相信大多数时刻都是默默无闻的。时光荏苒，我们则在不知不觉中发生变化。特别要感谢那些在关键时刻给与帮助的不知名人士。

特别感谢班顿·戴尔出版社编辑托尼·伯班克，当我在枫丹白露休假时，是他找到我，说服我写一本关于我的食品研究的通俗读物，协助我将本书体面付梓。最后，感谢詹妮弗和奥黛丽。咱们晚饭见。

出版后记

"由瘦入胖易，由胖入瘦难"，在绝大多数人看来，减肥没有捷径可走，就是要坚持不懈地节食加运动，这事关意志力，一般人做不来。为此，资深的胖子们视减肥为畏途，迟迟下不了决心，更难真正付之于行动。这本书的出版，给"身宽体胖"的读者们带来了福音，它以科学的名义地喊出了读者们的心声：既然体重是不知不觉吃上去的，就该不知不觉地减下去！

本书作者布莱恩·万辛克是康奈尔大学食品与品牌实验室的主任，他的研究方向是环境因素对日常进食的影响。书中讲述很多设计精巧而又趣味横生的实验，证明了在不同的环境氛围下，一个人的进食量大为不同。换言之，你吃了多少东西，通常不是由你的胃口或者饥饿程度决定的，而由进食的环境所决定的。所以，节食的正确"姿势"，不是强迫自己少吃，也不必非要把自己变成一个素食主义者，而是应该通过对进食的环境做一些微调，在不知不觉中减少进食量。

作者被称为"食物界的福尔摩斯",在本书中为读者提供了许多别开生面的建议,为此他还荣获了2007年的搞笑诺贝尔营养学奖。这些建议包括:不要迷信食品包装上的"低脂"标签,那会让你多吃50%的零食;少看让人悲伤的电影,那会让你多吃28%～55%的爆米花;务必保持厨房的整洁有序,混乱的厨房会让你多吃44%的食物,等等。这些经过了科学验证的建议,在书中比比皆是,你总能从中找到三四条适合自己的,听从这些建议,你便和全球数百万读者一起踏上了"无意识减肥"的旅途。

需要提醒的是,本书倡导"无意识减肥",切忌把书中教你的招数全部用上,用个三四条就够了,否则就会显得太刻意。不要期待这本书能给你带来立竿见影的效果,但是半年以后再称量体重,你一定会大吃一惊的。

此外,后浪出版公司近期出版了《故事思维》《内向者沟通圣经》《日常生活中的思维导图》等书,也致力于为您的日常工作和生活提供有益的建议,敬请关注。

服务热线:133-6631-2326　188-1142-1266
读者信箱:reader@hinabook.com

后浪出版公司
2017 年 5 月

图书在版编目（CIP）数据

好好吃饭：无须自控力，三观最正的瘦身指南 /
（美）布莱恩·万辛克著；卢屹译 . -- 南昌：江西人民
出版社，2017.12（2020.6 重印）

ISBN 978-7-210-09764-8

Ⅰ. ①好… Ⅱ. ①布… ②卢… Ⅲ. ①减肥—指南
Ⅳ. ①R161-62

中国版本图书馆 CIP 数据核字 (2017) 第 233190 号

MINDLESS EATING by Brian Wansink, Ph.D.
This translation published by arrangement with Bantam Books, an imprint
of Random House, a division of Penguin Random House LLC.
All rights reserved.
Simplified Chinese edition published © 2017 by Ginkgo (Beijing) Book Co., Ltd.

版权登记号：14-2017-0451

好好吃饭：无须自控力，三观最正的瘦身指南

著者：[美] 布莱恩·万辛克   译者：卢屹

责任编辑：冯雪松   温发权   特约编辑：高龙柱   筹划出版：银杏树下

出版统筹：吴兴元   营销推广：ONEBOOK   装帧制造：墨白空间

出版发行：江西人民出版社   印刷：北京盛通印刷股份有限公司

889 毫米 × 1194 毫米   1/32   9.5 印张   字数 172 千字

2017 年 12 月第 1 版   2020 年 6 月第 2 次印刷

ISBN 978-7-210-09764-8

定价：52.00 元

赣版权登字 -01-2017-731